読む常備薬

図解 いちばんわかりやすい

めまいの治し方

「医師がすすめる名医」の
最善・最短の治療法

川越耳科学クリニック院長
坂田英明

めまいは治すだけではなく要因を見つけ、予防すること

普通の医者は病を治し、よい医者は人を治し、優れた医者は国を治す——古代中国の医学書にある言葉です。〝国を治す〟ということにピンとこない人もいるでしょうが、今、まさにそれが求められています。人々の生活が豊かになっていくのに比例して、病気に苦しむ人も増えているのです。それらの背景因子（要因）のひとつが、ストレスです。これは現代社会が作りだしたものといえるでしょう。

めまいの度合いが弱いとか、一過性であるとかで「病院にいくほどでもない」と放置される人が多いことも深刻です。その代表的なものとして、フワフワとした感覚になるめまいがあります。めまいというと、グルグル激しく回るような症状をイメージする人が多いかと思いますが、タイプはさまざま。ちょっと疲れている、ストレスがたまっているという感覚でいると、めまいを起こしている本当の要因を見過ごしてしまいます。

めまいは体のどこかに障害が発生している症状です。どこに障害があるのか、その障害を誘引しているものはなんなのか、また陰にひそんでいる病気があるのか、ないのか。これらを突き止め対処していくことが、第一なのです。そして、〝次にくるかもしれないめまい〟を予防することが重要なのです。例えば、地震はいつどこで発生するかわかりません。私たちは不測の事態に備えて生活しています。ただ、過剰に意識していては窮屈な暮らしになってしまいます。話をめまいに戻すと、大切なのはめまいを起こす要因を知っておくことで、適切な備えができること。これによって元気でいきいきとした生活を送れるのです。

人々がこのような認識を持てる社会、これが〝国を治す〟ということ。本書ではその一端を担うべく、「めまいとはなにか？」を徹底的に、わかりやすく解説していきます。めまいは恐ろしいと感じている人、ご安心ください。医学は、めまいの要因を突き止め、正しく治療し、ケアと予防ができるところまで発展しています。まずは本書でめまいを理解するところから始めましょう。治すのはあなた自身です。

坂田 英明

一時的にグルグル回るだけがめまいではない！

ある女性の日常の出来事。歩いても、座っていても、
なにをしていてもフワフワした感じが続いていた。

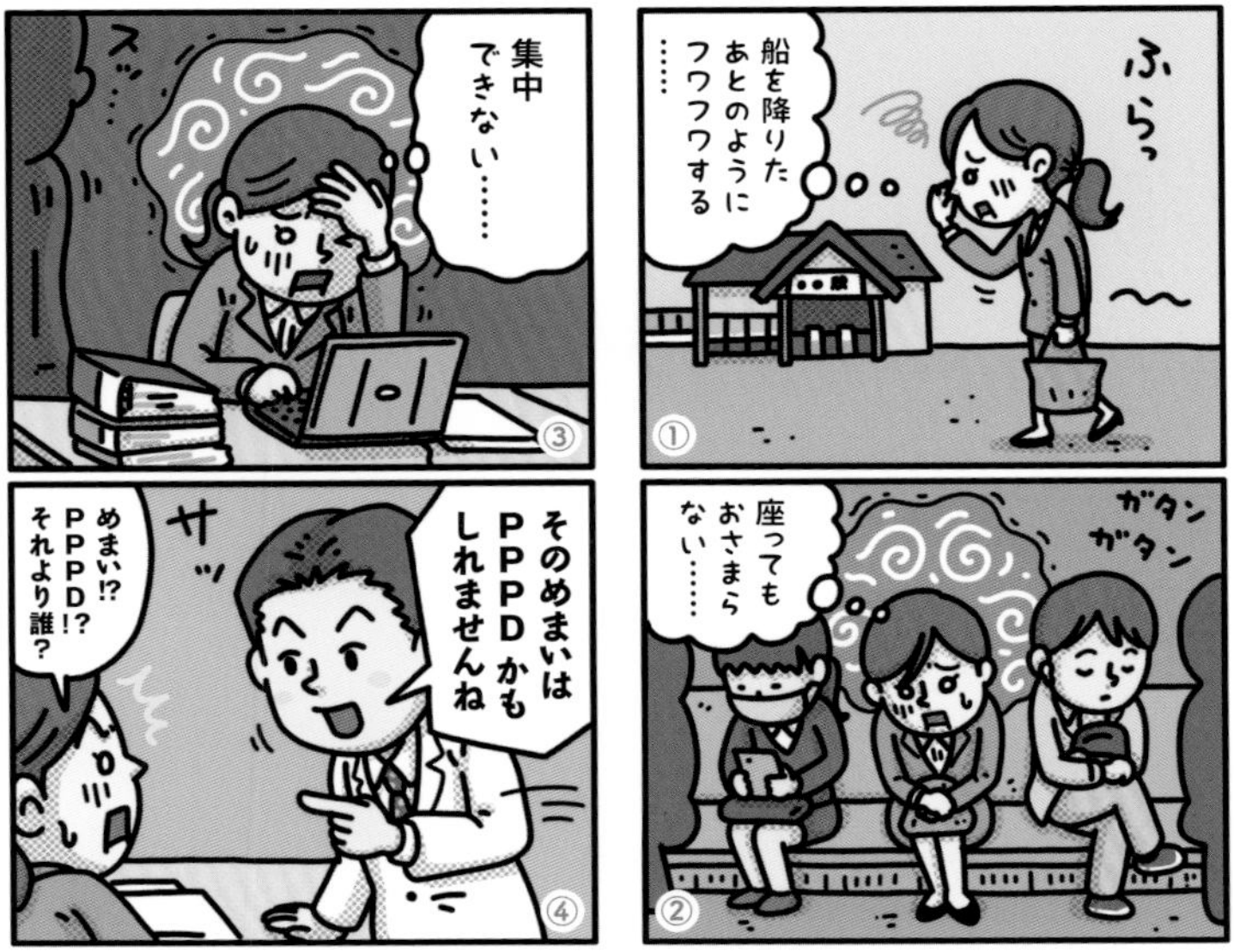

※PPPD（持続性知覚性姿勢誘発めまい）については、P80で解説。

“フワフワ”と感じるめまいが増えている！

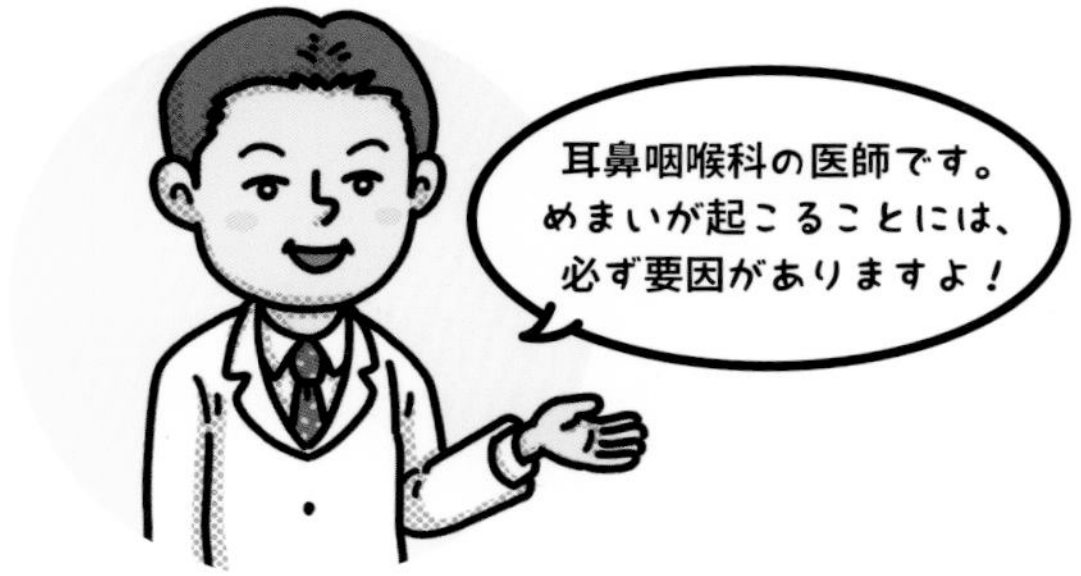
耳鼻咽喉科の医師です。
めまいが起こることには、
必ず要因がありますよ！

めまいは耳の障害以外にも関係している！

精神疾患や精神状態が深く関与している

過度なストレスが精神疾患を招き、脳への神経伝達物質の異常などが原因で、平衡感覚を乱す。

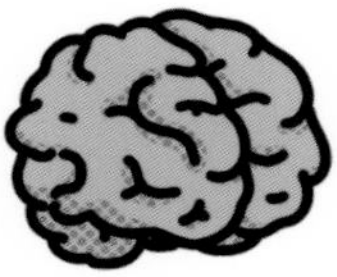

脳の障害や病気が密接に絡んでいる

めまいの陰に脳の病気がひそんでいることがある。また病気の後遺症としてめまいが起こることもある。

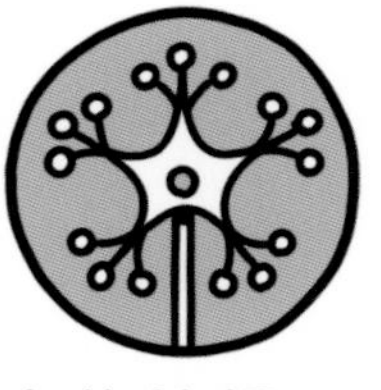

自律神経に起因している

自律神経が適正に働いていないと、循環器や血流などに支障をきたし、脳が混乱状態になる。

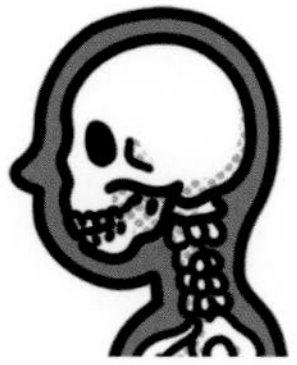

頸椎の変形など姿勢との関わりもある

くずれた姿勢の影響で頸椎が変形するなどし、血流が阻害されて脳や内耳に障害が発生する。

もくじ

めまいは治すだけではなく要因を見つけ、予防すること……2
一時的にグルグル回るだけがめまいではない！……4
〝めまい〟ってなにがきっかけで起こる？……8
これまで健康な人でも発症する？……10
めまいの陰に重大な病気がひそんでいるかも……12
めまいの発症を伴う病気は多数……14
放置しておくと生命の危険を招きかねない……16
感じ方が違うめまいの症状タイプ……18
発症の時期は個人によってさまざま……20
もしかして自分も？ と思ったらすぐチェック……22

めまいに関するある話①
ゴッホはメニエール病だった!?……26

1章 めまいの正体を知る

医学① なぜ起こるのか？ めまいのメカニズムを知る……28
医学② 平衡感覚の役割を担う耳の構造を知る……30
医学③ めまいの要因は脳？ 耳？ 陰にひそむ病気は特定しにくい……32
医学④ めまいの頻度や時間と一緒に現れる症状……34
耳の病気① 体勢を変えると激しいめまい 良性発作性頭位めまい症……36
耳の病気② 回転性のめまいと耳鳴・難聴を繰り返す メニエール病……40
耳の病気③ 耳鳴→難聴→めまいの順で現れる レルモワイエ症候群……46
耳の病気④ 短時間で片側に高度な耳鳴と難聴 めまいを伴う突発性難聴……48
耳の病気⑤ 激しいめまいのみが現れる 前庭神経炎……50
耳の病気⑥ 内耳の一部に穴があいて発症 外リンパ瘻……52
脳の病気① 重大な脳血管障害の前触れ 一過性脳虚血発作……54
脳の病気② 生命の危険にさらされる 脳血管系の障害……56
脳の病気③ 内耳の障害と別で予後不良 悪性発作性頭位めまい症……58
その他① ストレスが要因となる めまいと病気……60
その他② うつなどの精神疾患による 心因性のめまい……62
その他③ 目や足、婦人科系など 脳や耳以外の要因で発生……64
その他④ 自律神経が変調して起きる 乗り物酔い（動揺病）……66
その他⑤ 事故や病気の治療、薬が原因でめまいが起こることもある……68
その他⑥ 成長過程でも変わる 大人と違う子どものめまい……70
その他⑦ 失神発作を招く不整脈、てんかん、頸動脈洞症候群……72
その他⑧ めまいは血圧との関係が深い 低血圧、高血圧とも要因に……74
その他⑨ 背景因子を特定されずに病名を鑑別されるのは危険……76
その他⑩ ヘルペスウイルスが原因でめまいや耳鳴が起こる……78
その他⑪ 自覚症状だけが続く 持続性知覚性姿勢誘発めまい……80

めまいに関するある話②
無重力でもめまいが起こる〝宇宙酔い〟……82

2章 病気別の治療方法

治療前① 早期発見と治療が回復の原則 正しい知識で冷静な判断を！……84

治療前② 緻密な問診を重ね めまいの正体を探っていく……86

治療前③ どの医療機関を訪れて何科を受診すればよいのか……88

治療前④ めまいの検査は多種多様 いわば問診の裏づけ調査……92

目は口よりものをいう 目の平衡障害の検査……94

障害があるのは耳か脳か？ 身体の平衡感覚の検査……96

めまいの検査には欠かせない 診断の基本となる聴覚の検査……98

治療前⑤ 医療機関にかかる前に自分でできる応急処置……100

治療① 治療の基本となる 薬物を使った「カクテル療法」……102

“次にくるめまい”を避けるために 薬物療法の継続と経過観察……104

治療② 次の治療を行うまでの応急処置 めまい急性期の治療……106

克服までのロードマップは背景因子や病気によって変わる……108

治療③ 再発予防に向けた めまい慢性期の内耳の根本療法……110

内耳の障害によるめまいを消す 中耳腔注入療法……112

治療④ めまい、難聴、耳鳴を防止 メニエール病の治療……114

治療⑤ 心因性の場合は精神神経科や心療内科での治療も必要……116

治療⑥ 克服に向けての道 最先端のリハビリ療法……118

めまいに関するある話③

どんなときに救急車を呼ぶべきか？……120

3章 日常のケアと予防

ケアと予防① めまいを防ぐための個人の心構え……122

ケアと予防② 朝・昼・夜で意識する 生活習慣改善のすすめ……124

ケアと予防③ 心臓の働きを助ける ウォーキングを日課に……126

ケアと予防④ 平衡感覚を鍛えるための軽い運動を取り入れる……128

めまい体操 パート5……130

ケアと予防⑤ 血栓の生成を防ぐためにこまめな水分補給を……134

ケアと予防⑥ 体温変動に合わせた自律神経を働かせる食事……136

ケアと予防⑦ 血液の循環をよくする ぬるま湯半身浴……140

ケアと予防⑧ 長時間のテレビ、飲酒、喫煙など不摂生を避ける……142

ケアと予防⑨ 長年使用してきた毛染め液がめまいを誘引しているかも……144

ケアと予防⑩ めまいに囚われるのもストレスに 外出や運動は治療の一環……146

ケアと予防⑪ 事前の対策で不安払拭 乗り物酔い（動揺病）の予防策……148

ケアと予防⑫ 保護者の観察が重要 子どものめまいへの対応……150

著者が使用している問診票……152

あとがき……158

"めまい"ってなにがきっかけで起こる？

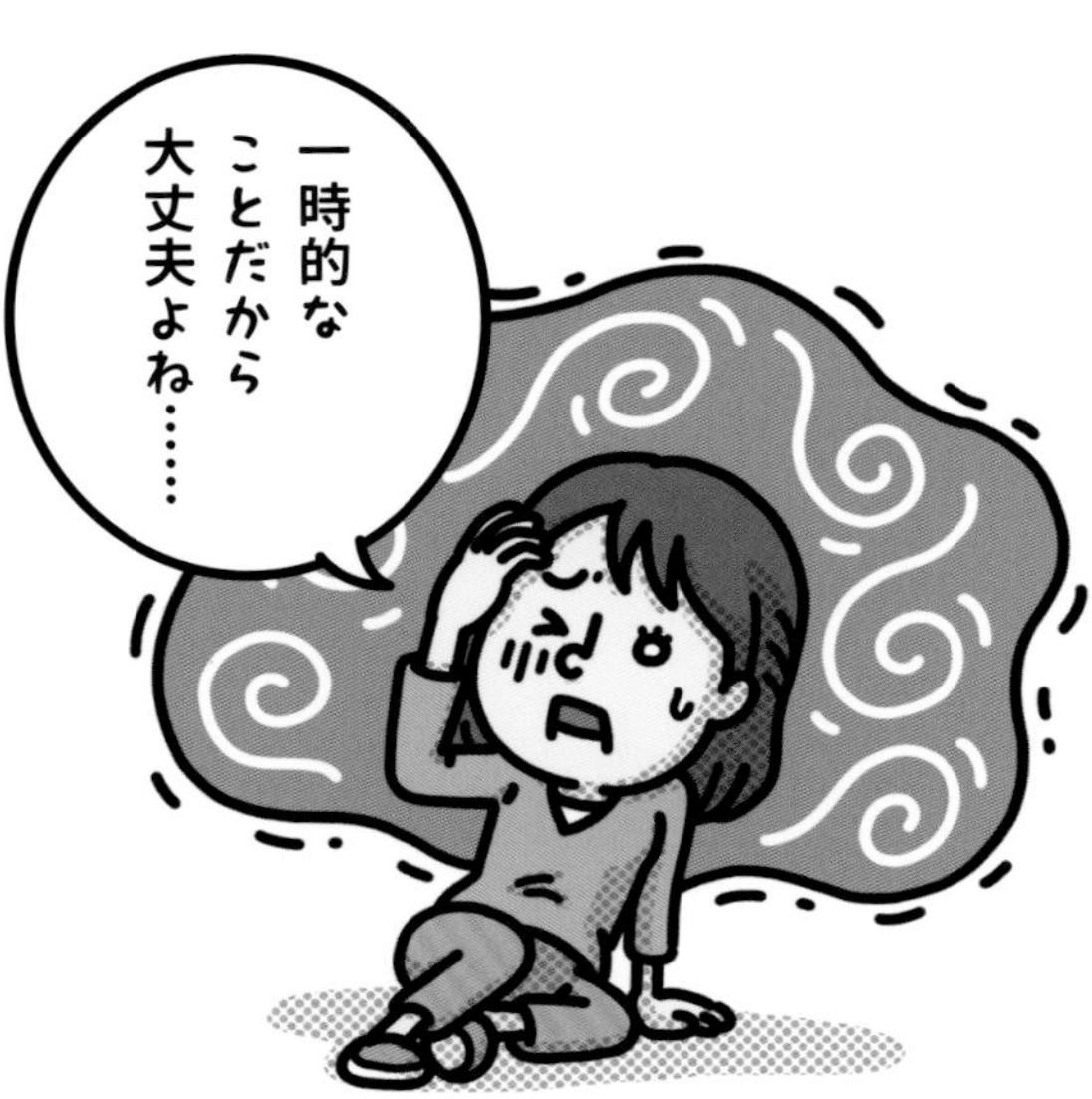

"平衡感覚の異常"がめまい あまく見ていると危険！

長引く咳は肺の異常による症状ですよね。めまいの場合は、**脳や内耳などの平衡感覚に異常が起きている症状**です。その異常をもたらす正体（本書では「背景因子」という）は、体の機能のどこかに発生した障害とそれを誘引するものです。めまいの症状だけで、病気がひそんでいるかどうかを判断することはできません。それを探る一手となるのが、**背景因子を突き止めること**なのです。

めまいは体の“ある異常”の症状

**日本人の10人に1人はめまいを経験したことがあるといわれている。
一過性のものでも、慢性的なものでも、
必ず体の機能のどこかに障害が発生している。**

○ めまいを起こす背景因子の例

ストレス・うつ

現代社会にはストレスがつきもの。過剰になると、うつ病などの精神疾患を招き、体に異常をもたらす。

体質

低血圧やアレルギー体質が要因になることもある。また、先天性のもの、薬物に対する体質なども関係する。

生活習慣病

動脈硬化などから脳梗塞や脳出血につながり、脳の異常で平衡感覚を乱す。血圧の変動も関係する。

騒音

大きな音や振動の圧によって内耳が損傷すると、平衡感覚を乱してめまいを起こす。聴覚にも影響が出る。

疲労・睡眠不足

病気のない健康体であっても、疲れや睡眠不足が体の機能を狂わし、一過性のめまいを誘引することがある。

加齢

心臓をはじめ、さまざまな器官の働きが低下することで、血液の循環が悪くなり、体の機能に支障をきたすことがある。

薬物

有機溶剤の中毒によって脳に障害が生じる、ほかの病気の薬の副作用が神経を介してなんらかの影響を与えることなどもある。

事故

事故による耳や頭部、頸椎の外傷から、脳や内耳に障害が生じ、平衡機能が異常をきたすことがある。

**➡ 背景因子は、現代社会での暮らしに
深く関係している！**

これまで健康な人でも発症する？

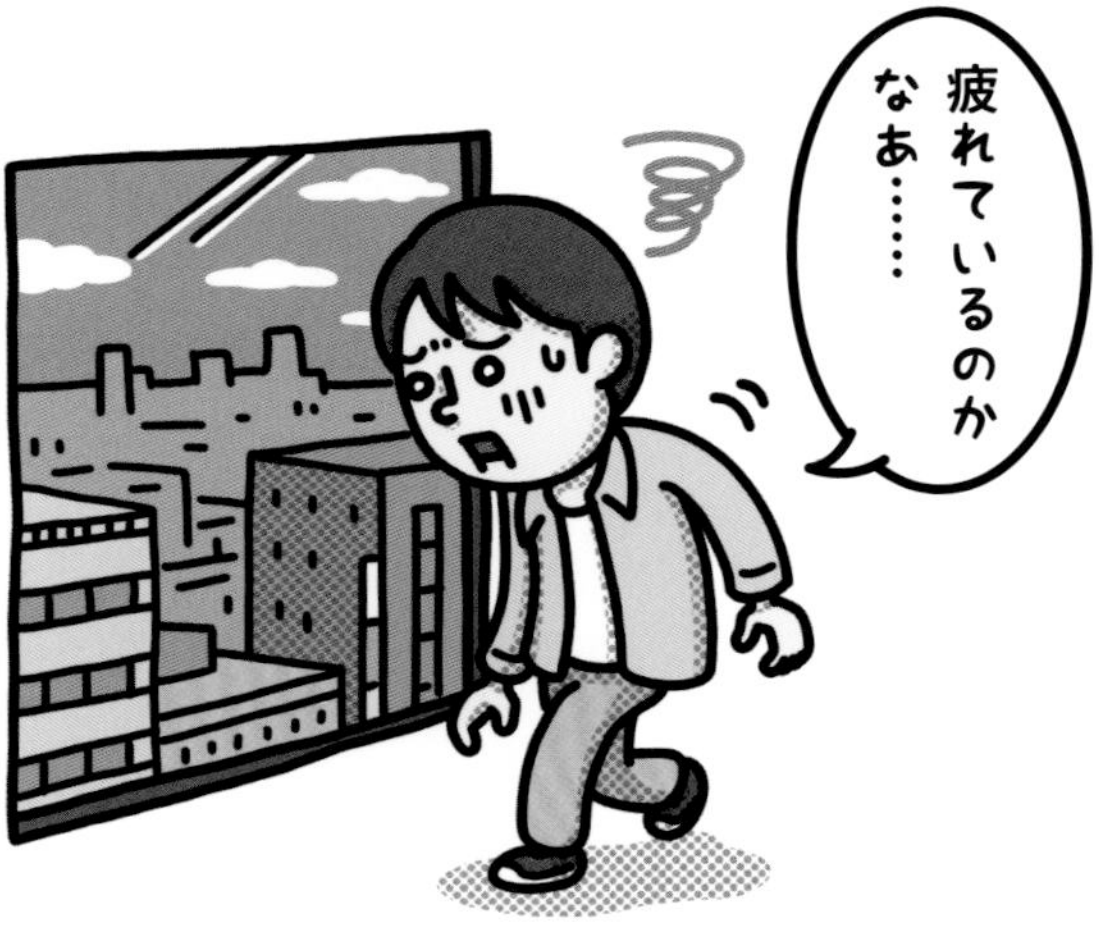

**一過性なら疲れや睡眠不足の場合も
休養しても起これば別の要因が！**

高層ビルから地上を見下ろしたとき、フラッと体の力が抜ける感覚を経験したことはないでしょうか？　これもめまいの一種です。また、**疲れや睡眠不足から、めまいが発症する**人があらゆる世代で増えています。つまり、健康な人でも起きるわけです。一過性のものなら休養すればおさまることもあるでしょう。しかし、**繰り返し起きるような場合は、別の要因がある**と疑うべきです。

めまいが繰り返されるのは……

一時的に錯覚や異常感覚を得るのは誰しもあること。
しかし、それが繰り返される場合は、
その要因を突き止める必要がある。

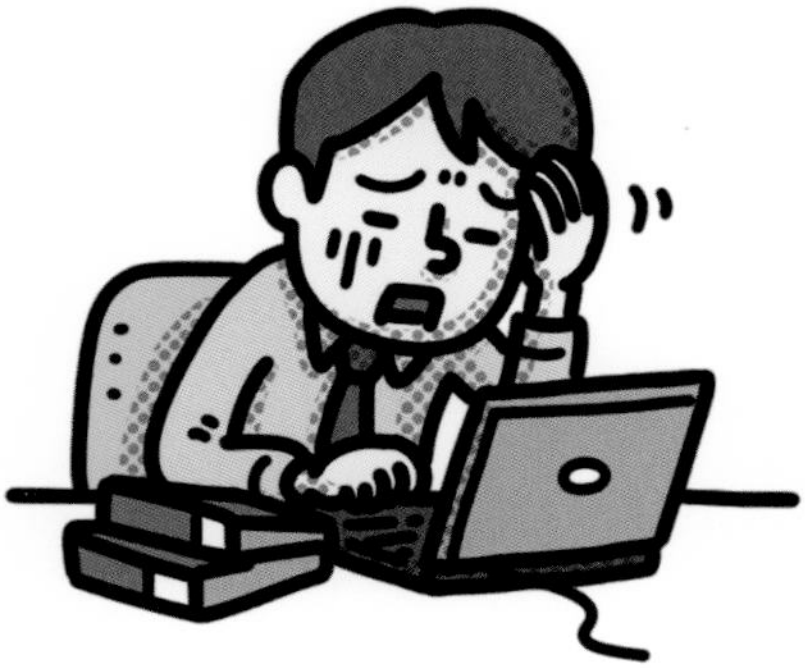

○ 一過性の要因①
ストレス過剰の生活

過剰なストレスを抱えたまま生活をしていると、自律神経に支障をきたすことがある。一時的なものならよいが、継続する場合は、さまざまな不調が伴う。

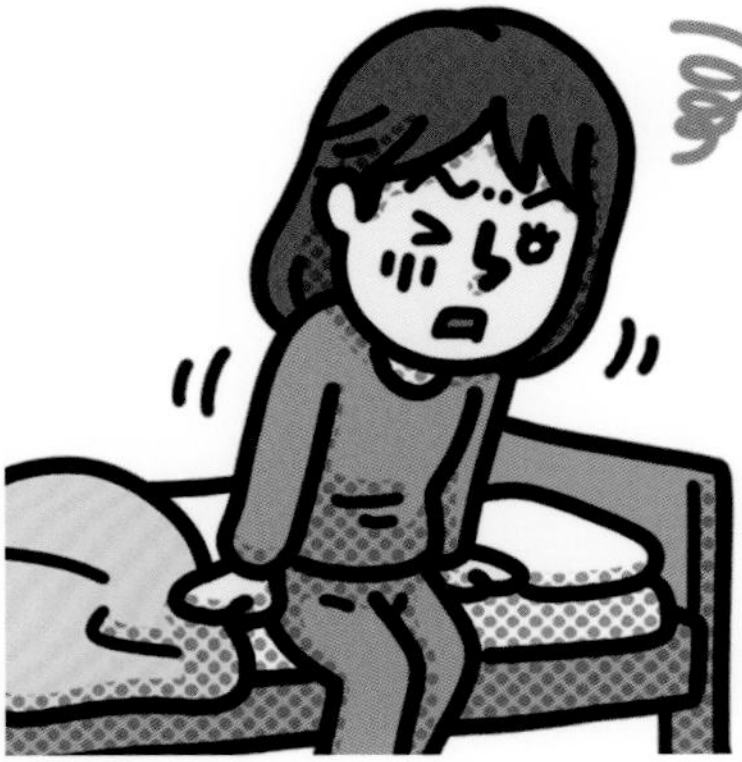

○ 一過性の要因②
睡眠不足や休養不足

十分に睡眠や休養がとれていないと疲労感が強まり、めまいを感じることがある。耳鳴や肩こり、頭痛、腹痛、倦怠感、食欲不振などの症状も併発する。

➡ めまいの症状がおさまらない、または繰り返す場合は、別の要因がある！

めまいの陰に重大な病気がひそんでいるかも

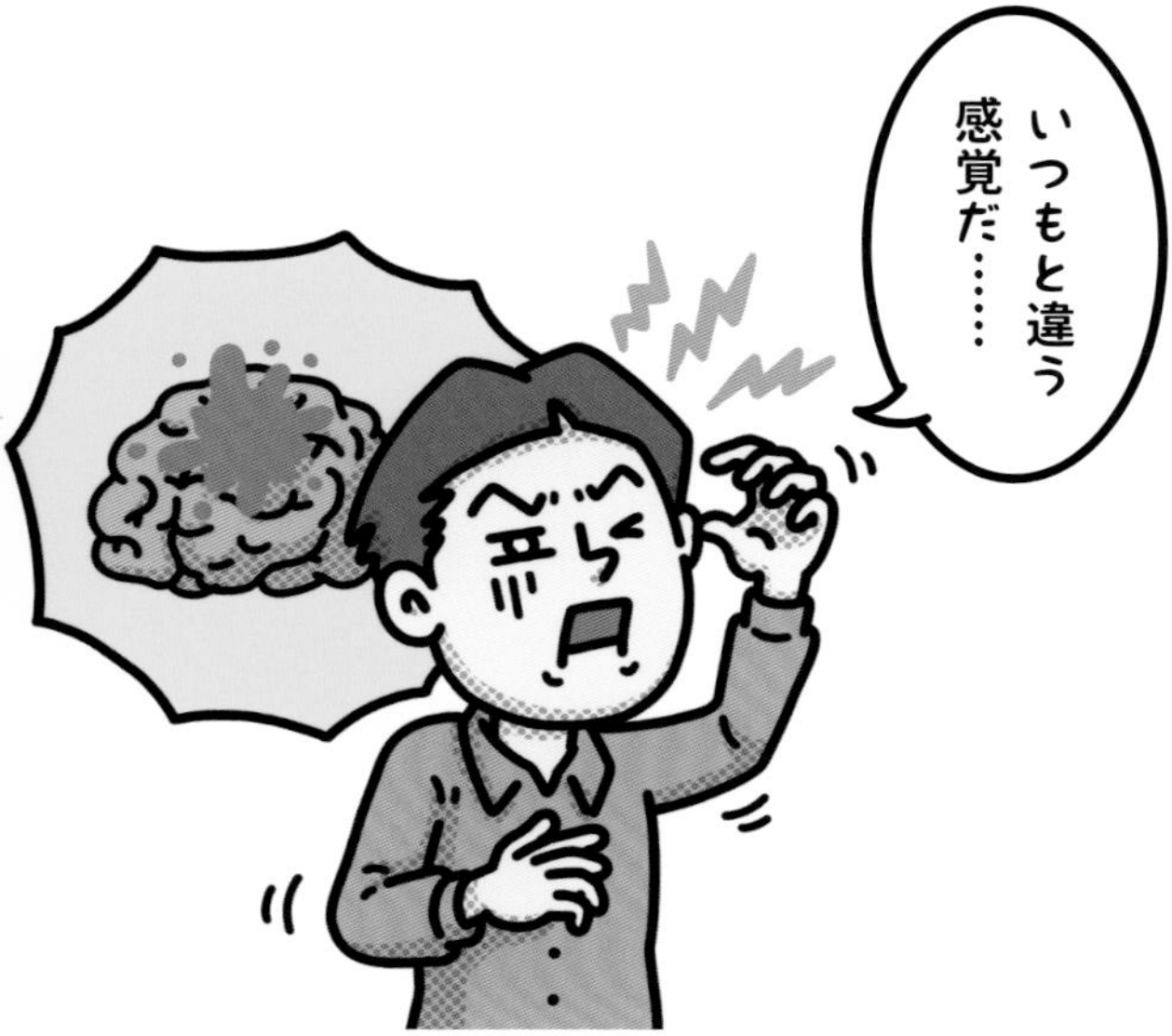

健康を脅かす危険信号 重大な病気を突き止めたい

一過性のめまいの場合、すぐに症状がおさまるため、医療機関によっては、疲労や自律神経失調症、更年期障害などと診断をする場合があります。これは安易な判定かもしれません。高血圧の傾向にある人は要注意で、動脈硬化、脳卒中、心不全という怖い病気が関連している可能性があります。特に**めまいを繰り返している場合、体の異常を伝える信号発信**だと捉えてください。

めまいの陰に病気がひそんでいる

病気は静かに体をむしばんでいくもの。
それを気づかせてくれるのが、めまい。陰に隠れているかもしれない
重大な病気の存在を知っておこう。

○ めまいが関連する病気や症状の例

動脈硬化や心臓疾患

高血圧は静かに動脈硬化や脳卒中、心不全などを進行させ、ときにめまいの症状が出ることがある。めまいが頻発するときは、これらの病気を疑う必要がある。また、急に血圧が下がったときも注意する。

一過性脳虚血発作

脳の血流が一時的に悪くなってめまいが起こるのが、一過性脳虚血発作。一時的に意識が消失してしまう。めまいは頻繁に起き、脳梗塞に発展する可能性がある。どの部分で発症しているかで、めまいのタイプは違う。

耳鳴や難聴

めまいに耳鳴や難聴を伴うケースは多く、めまいが高度の耳鳴や難聴の前提になることもある。命の別状がなくても、日常生活に支障をきたし、精神的に大きな負担をかける。

精神疾患

フワフワと体が不安定になるめまいは、その陰に病気がひそんでいる可能性があるが、しばしば、うつ病やうつ症状だと看過されることがある。ほかの精神疾患や機能障害の可能性もある。

➡ 影響を及ぼすのは、脳、耳、精神と多岐にわたる

➡ 病気を引き起こす背景因子（要因）を探しだすことが重要！

めまいの発症を伴う病気は多数

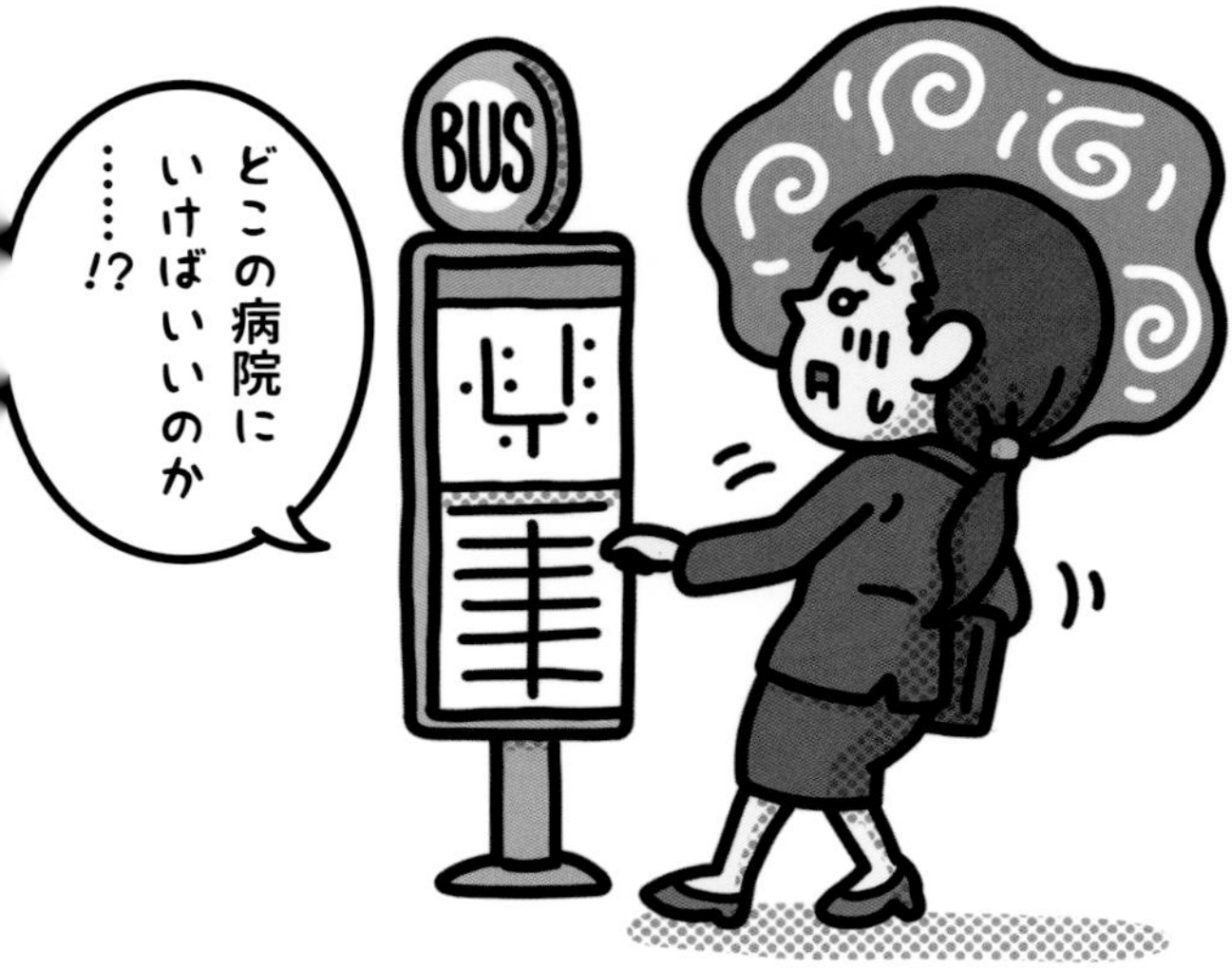

耳に関連する要因と脳に関連する要因に大別される

めまいを起こすのは、**末梢前庭系**（内耳や前庭神経）**や、中枢神経系**（小脳や脳幹）**の障害**が疑われます。耳に要因があるのか、脳に要因があるのか、ということです。前者は命の危険性がないからと軽視されがちですが、精神的な苦痛、生活の支障は伴います。後者は生命維持への危険を伴うものであり、重症化するのを未然に防ぐことが大切。また耳と脳は密接に関わっています。

めまいの症状が現れる病気

**同じような症状でも、どの病気による症状かによって
治療や対処法が変わってくる。下記の病気は一例にすぎない。**

○ 耳に関連する病気の一例

良性発作性頭位めまい症

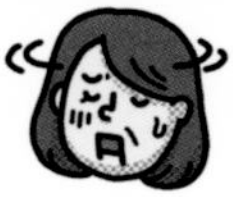

頭や体の位置を変えたときに激しいめまいが起きる。体勢を戻すとおさまる。

メニエール病

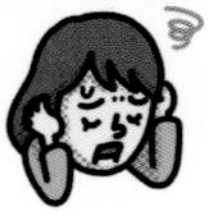

内耳障害が原因で、めまい、耳鳴、難聴のほか、吐き気、嘔吐、冷や汗なども繰り返す。

レルモワイエ症候群

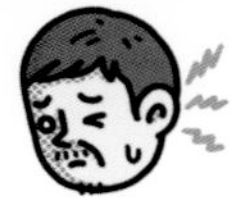

耳鳴→難聴→めまいの順に、症状が入れ替わり立ち替わり起こる。

めまいを伴う突発性難聴

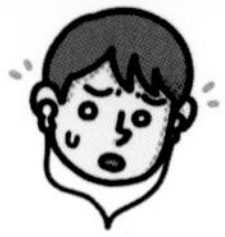

たった一度の発作ののち、短時間のうちに難聴を起こし、耳鳴を残す。

前庭神経炎

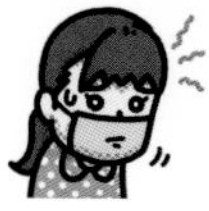

内耳神経の前庭神経に炎症が起き、激しいめまいが起こる。先に風邪の症状がある。

外リンパ瘻《ろう》

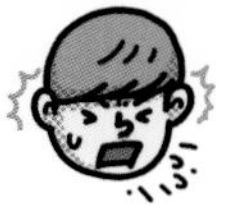

外リンパ液が内耳から中耳に漏出して内耳に穴があき、聴覚や平衡機能に障害が出る。

○ 脳に関連する病気の一例

一過性脳虚血発作

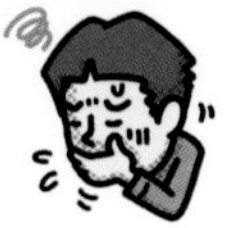

きっかけもなく激しいめまいを繰り返す。脳血管発作の前触れだとも考えられている。

脳梗塞・脳出血など

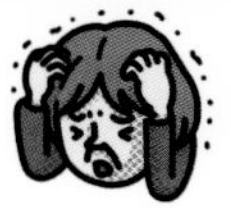

高血圧の人に多く、主にユラユラとしためまい。血流が滞り、重大な病気に発展する。

悪性発作性頭位めまい症

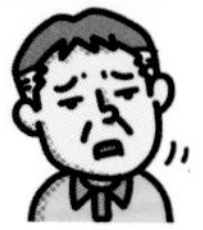

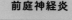

中枢性の発作。ある頭位をとると、めまい、吐き気、頭痛が起きる。

放置しておくと生命の危険を招きかねない

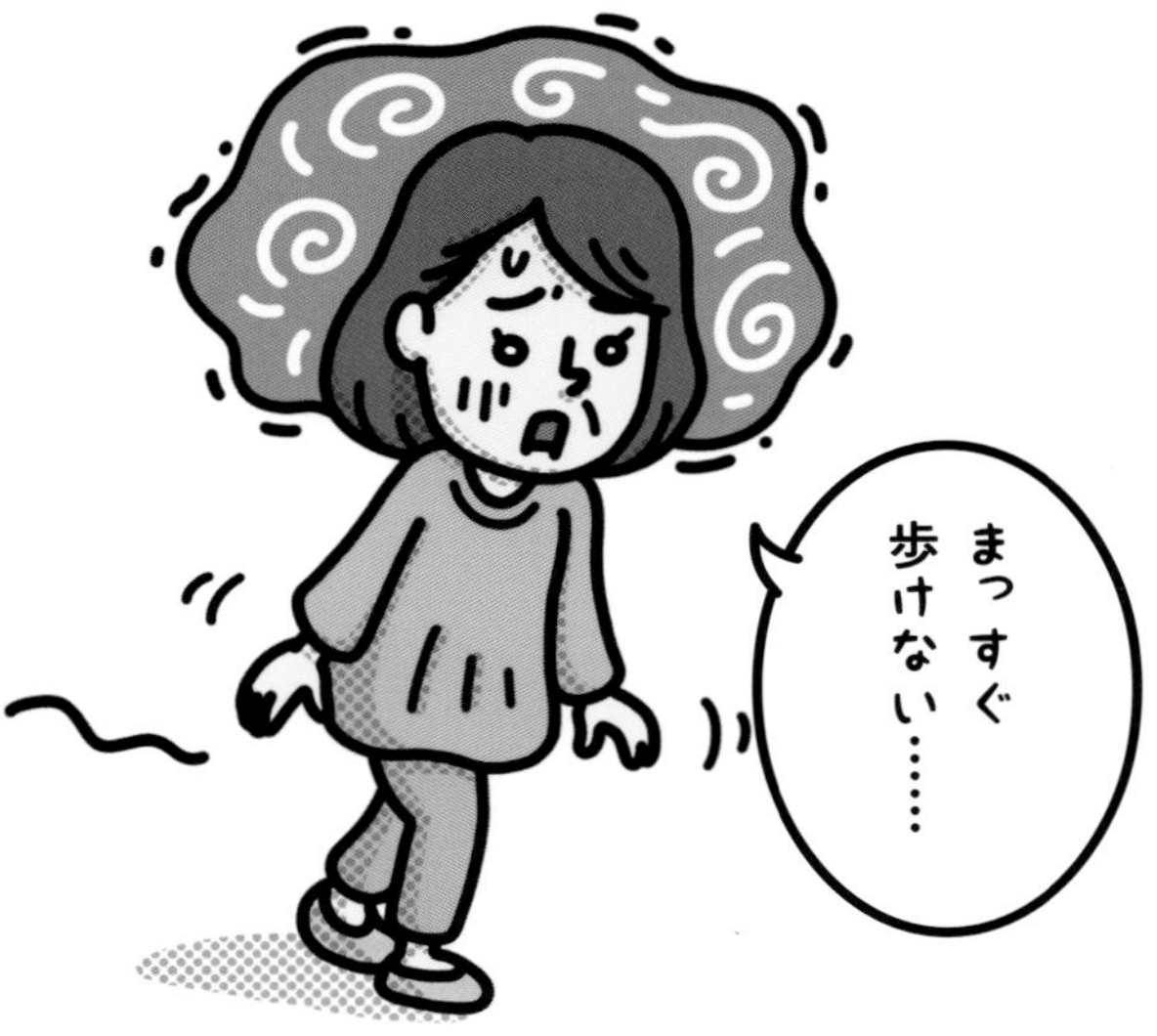

病気が重症化するだけでなく運動障害や精神不安も招く

めまいの背後に、脳や心臓の病気がひそんでいることも深刻ですが、病状が悪化していなくても平衡感覚に異常があるということは、まっすぐ歩けない、立ち続けられないなどの**運動障害を伴います**。また、「**めまいが起こるかもしれない」という過剰意識が精神不安を招き**、うつ病などの精神疾患に発展することもあります。適切な処置をしなければ、体はむしばまれていく一方なのです。

めまいには急性期と慢性期がある

めまいがいつ起こるか、繰り返されるかは、
背景因子や陰にひそむ病気の種類、進行状態によっても変わる。

病気が急性期のめまい

内耳の病気でも脳の病気でも急性期は、眼振（眼球の動きや揺れ）が見られる。グルグルと目が回るようなめまい（回転性のめまい）のケースが多い。

病気が慢性期のめまい

脳自体に障害がある場合は、眼振は残るが、それ以外では消えていく。また、グルグルと目が回るめまいは、慢性期では別の種類のめまいに移行する。

※目安として急性期は数日の間に起こり、慢性期は1か月以上続くものと考える。
その間を「亜急性期」ともいう。

○ 治療をしないと起こりうる負のスパイラル

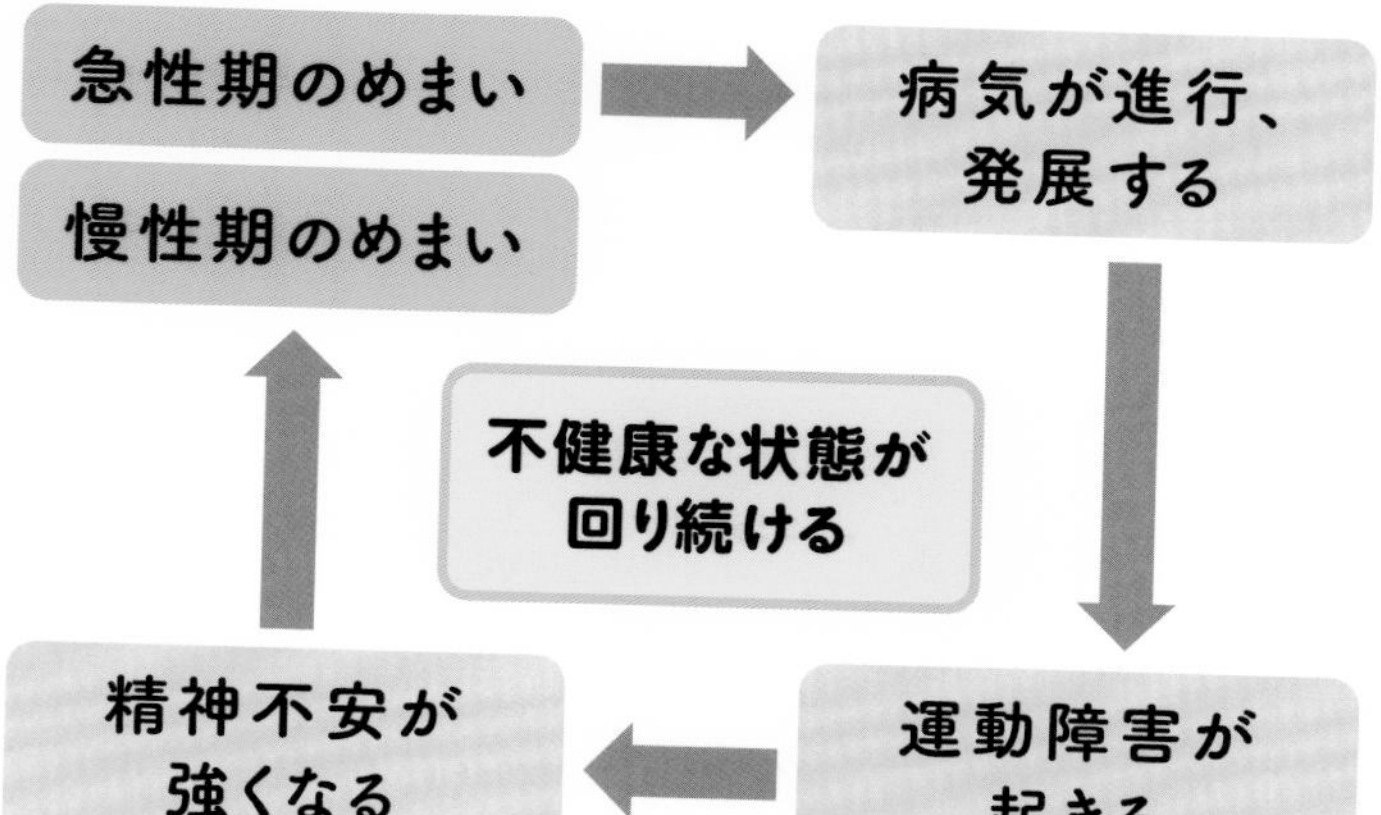

急性期のめまい
慢性期のめまい
病気が進行、発展する
運動障害が起きる
精神不安が強くなる
不健康な状態が回り続ける

安易な気持ちと知識不足が生命の危機を招き、心身を苦しめる！

感じ方が違うめまいの症状タイプ

病気の進行状況などにより めまいの症状が異なる

めまいは、グルグル回る「回転性」、フワフワする「浮動性」やクラッとする「動揺性」のほか、意識が喪失する「眼前暗黒発作」や「失神発作」、「一過性、反復性動揺視」に分類されます。この分類は、疾患が急性期にあるか、慢性期に移ったかの判定、また背景因子を探しだすのにはおおいに役立ちますが、病名を突き止めるのには役立ちません。大切なのは背景因子を突き止めることです。

めまいのタイプごとの特徴

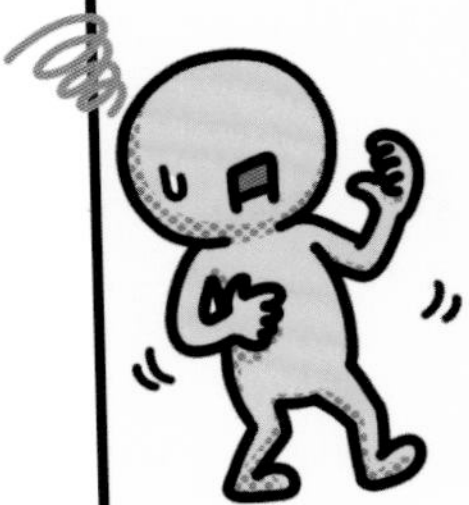

回転性のめまい

安静にしているときでも、自分または周囲がグルグル回るように感じるもの。メニエール病や突発性難聴、前庭神経炎など内耳の障害だけでなく、脳の障害でもしばしば発症する。病変が脳の右か左かに偏ってあるときは、回転する向きが異なり、病変が脳の中心にあるときは、上へ、または下へと流れるように回る。姿勢を変えたときに起こる誘発性の回転性のめまいにおいても、それだけでは病気を判定できない。

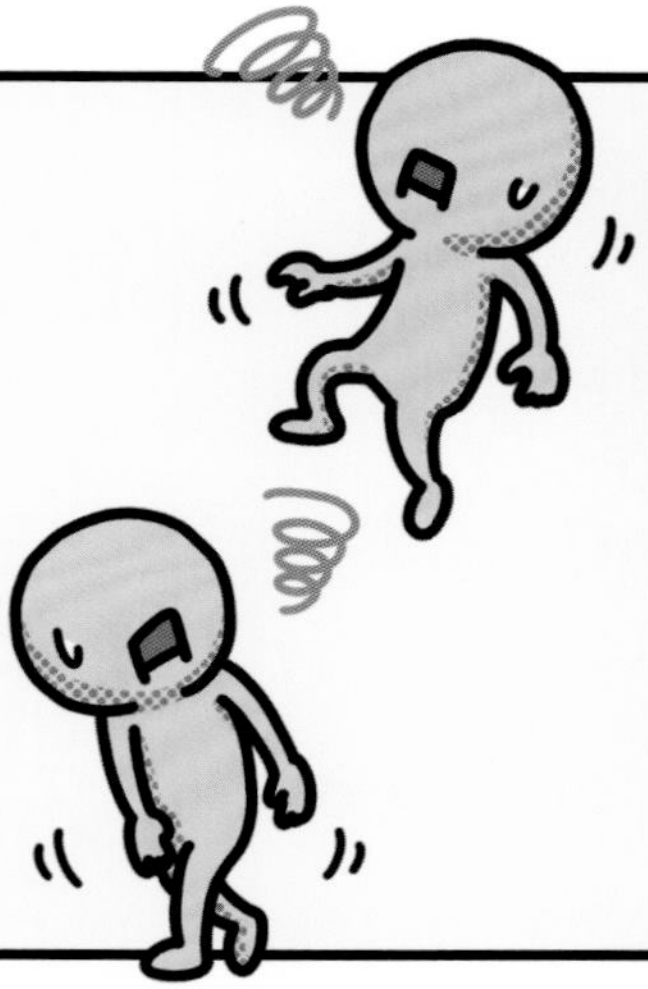

浮動性（動揺性）のめまい

体がフワフワと不安定で、浮かぶように感じるもの。両側の耳石器障害や内耳機能が失われたとき、前庭小脳障害などによって起き、病変が耳と脳のどちらにあるかを判定することはできない。また、病態を問わず左右脳にまたがって中枢神経系が侵されて慢性化したときに起こることもある。回転性のめまいが繰り返されたのちに移行する場合もあり、精神疾患が関与している可能性も低くない。ユラユラするように感じる「動揺性のめまい」と表現されることもある。

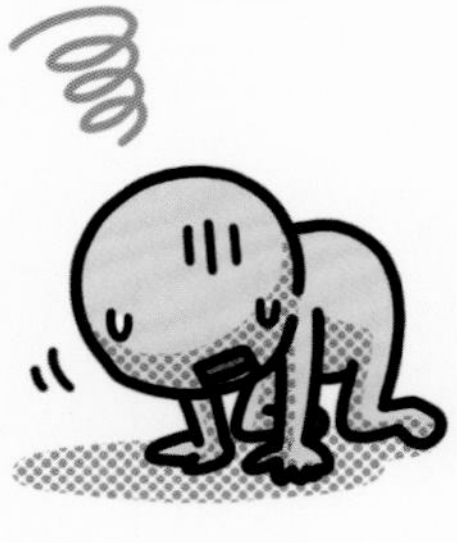

眼前暗黒発作／失神発作

目の前が真っ暗になるめまいが、眼前暗黒発作。急に立ち上がるなどの動作がきっかけになる誘発性と、自発性の両方があり、貧血などの代謝疾患や血液循環の阻害のほか、心臓の病気でも起こるので、ただの立ちくらみだとあまく見てはいけない。また、一時的（1分以内）な意識消失を伴う失神発作を繰り返す場合は、不整脈やてんかんなどの病気が疑われる。

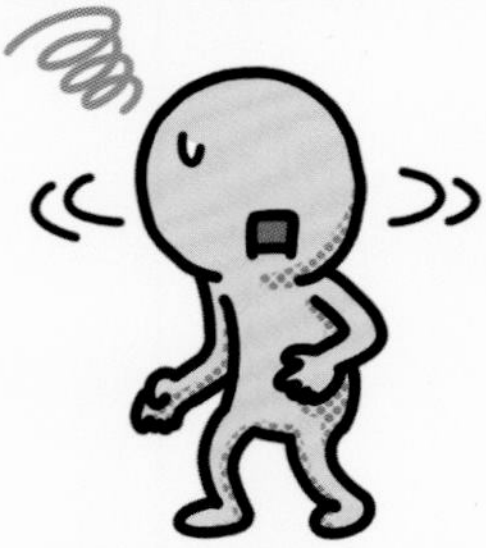

一過性、反復性動揺視

ものが揺れて見える症状を動揺視といい、広義のめまいに含まれる。脳、心臓疾患系、循環器系の病気が原因になっていることが非常に多い。

発症の時期は個人によってさまざま

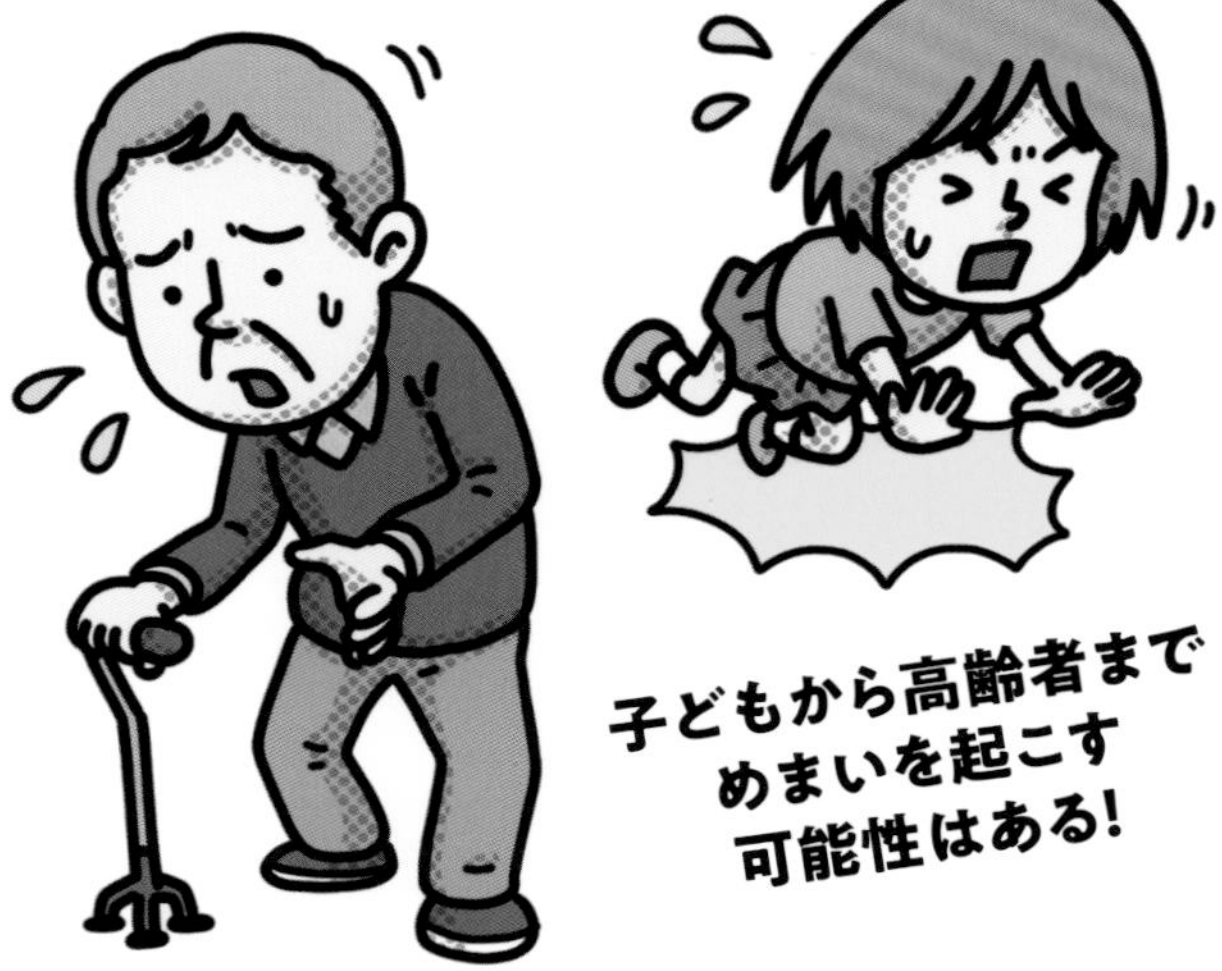
子どもから高齢者まで
めまいを起こす
可能性はある!

めまいは年齢に関係なく誰にでも起こりうる

めまいの背景因子や病気は多岐にわたります。高齢者に脳や心臓の病気が多いのは当然ですが、若い世代が発症しないわけではありません。また内耳の病気の発症においても年齢による大きな偏りはなく、子どもの発症も見られます。つまり、**めまいは誰にでも起きうるもの**といえるのです。年齢による病気の発症数や率に違いはありますが、これもあくまでも傾向にすぎません。

年齢層による、めまいの原因となる病気の傾向

めまいは誰にでも起こりうるが、
年齢層によって背景因子や病気の種類の傾向はある。
あくまで目安として捉えておこう。

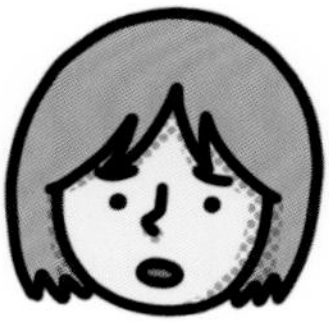

子ども（幼児～小学生）は 身体表現の症状が多い

乳幼児は症状を訴えることが難しいという実情もある。学童児期や思春期になると、起立性循環調節不全（脳貧血）による立ちくらみ、顎関節症や心理的なものなど、身体表現としてめまいが起こりやすい。子どもの悪性の脳腫瘍は見つけにくい、15歳未満はメニエール病の発症はまれという特徴もある。

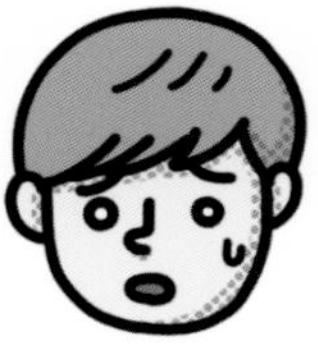

中学生～40代は 血行不良による症状が増える

生活習慣の乱れ、ストレス過剰、低血圧、アレルギー体質などによる症状が如実に現れるようになる。頭痛を伴うことが多い。共通するのが、血行不良を招くこと。メニエール病など内耳の病気が起こりやすいほか、自律神経が適切に働かなくなり、脳への障害を誘引することもある。

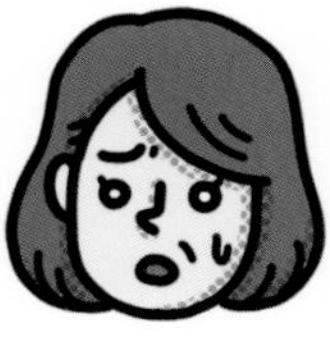

加齢に伴い、 背景因子に生活習慣病が増加

疲労やストレスから生活習慣が乱れ、メタボリックシンドローム、高血圧、精神疾患などの発症により血流障害のリスクが高まっている。内耳、脳の両方の異常の可能性があり、脳の障害においては重症化するケースも増える。

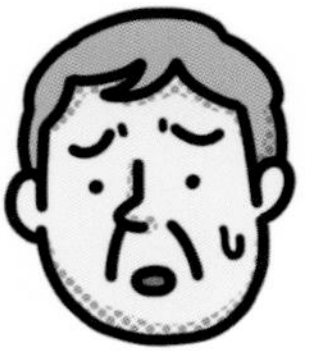

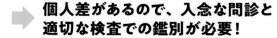

高齢になるにつれ、 体の機能低下から障害が発生しやすい

筋肉、骨格、内臓をはじめ、さまざまな器官の機能低下が見られる。特に心臓の働きが低下すると循環不全に直結し、それに伴い体の器官の障害を招く。めまいは慢性化しやすく、病状悪化の可能性は高まっていく。

個人差があるので、入念な問診と
適切な検査での鑑別が必要！

めまいの状況チェック

めまいによって日常生活上
どのような支障をきたしているか、自覚しておこう。

以下の質問に「はい」は４点、「ときどき」は２点、「いいえ」は０点と記載する。

1 見上げると、めまいは悪化しますか？ □点

2 めまいのためにストレスを感じますか？ □点

3 めまいのために出張や旅行などの遠出が制限されていますか？ □点

4 スーパーマーケットなどの陳列棚の間を歩くときに、めまいが増強しますか？ □点

5 めまいのために寝たり起きたりすることに支障をきたしますか？ □点

6 めまいがひどいために、映画、外食、パーティなどにいくことを制限していますか？ □点

7　めまいのために本などを読むのが難しいですか？　□点

8　スポーツ、ダンス、掃除や食器を片づけるような家事などの動作でめまいが増強されますか？　□点

9　めまいのためにひとりで外出するのが怖いですか？　□点

10　めまいのために人前に出るのが嫌ですか？　□点

11　頭をすばやく動かすとめまいが増強しますか？　□点

12　めまいのために高いところへはいかないようにしていますか？　□点

13　寝返りをすると、めまいが増強しますか？　□点

14　めまいのために激しい家事や庭掃除などをすることが困難ですか？　□点

15　めまいのために周囲から「自分が酔っているように思われるのではないか」と心配ですか？　□点

16　めまいのためにひとりで散歩にいくことが困難ですか？　□点

17 歩道を歩くときにめまいは増強しますか？ □点

18 めまいのために集中が妨げられていますか？ □点

19 めまいのために夜暗い中、家の周囲を歩くことが困難ですか？ □点

20 めまいのために家にひとりでいることが怖いですか？ □点

21 めまいのために「自分がハンディキャップを背負っている」と感じますか？ □点

22 めまいのために家族や友人との関係にストレスが生じていますか？ □点

23 めまいのために気分が落ち込みがちになりますか？ □点

24 めまいのために仕事や家事における責任感が損なわれていますか？ □点

25 体をかがめると、めまいが増強しますか？ □点

合計点数 □点

結果の見方

見方 1 **質問のひとつにでも加点があれば、めまいを起こす要因を探しだすべき。**

見方 2 **点数が高いほど日常生活に支障をきたしているため、早めの受診が必要。**

見方 3 **診断、治療、生活習慣の改善などをして時間が経過した際、再度チェックをし、点数の変化を確認。**

➡ **点数が下がらない、または上がった場合は、めまいを起こす要因を再度、探しだす必要がある。**

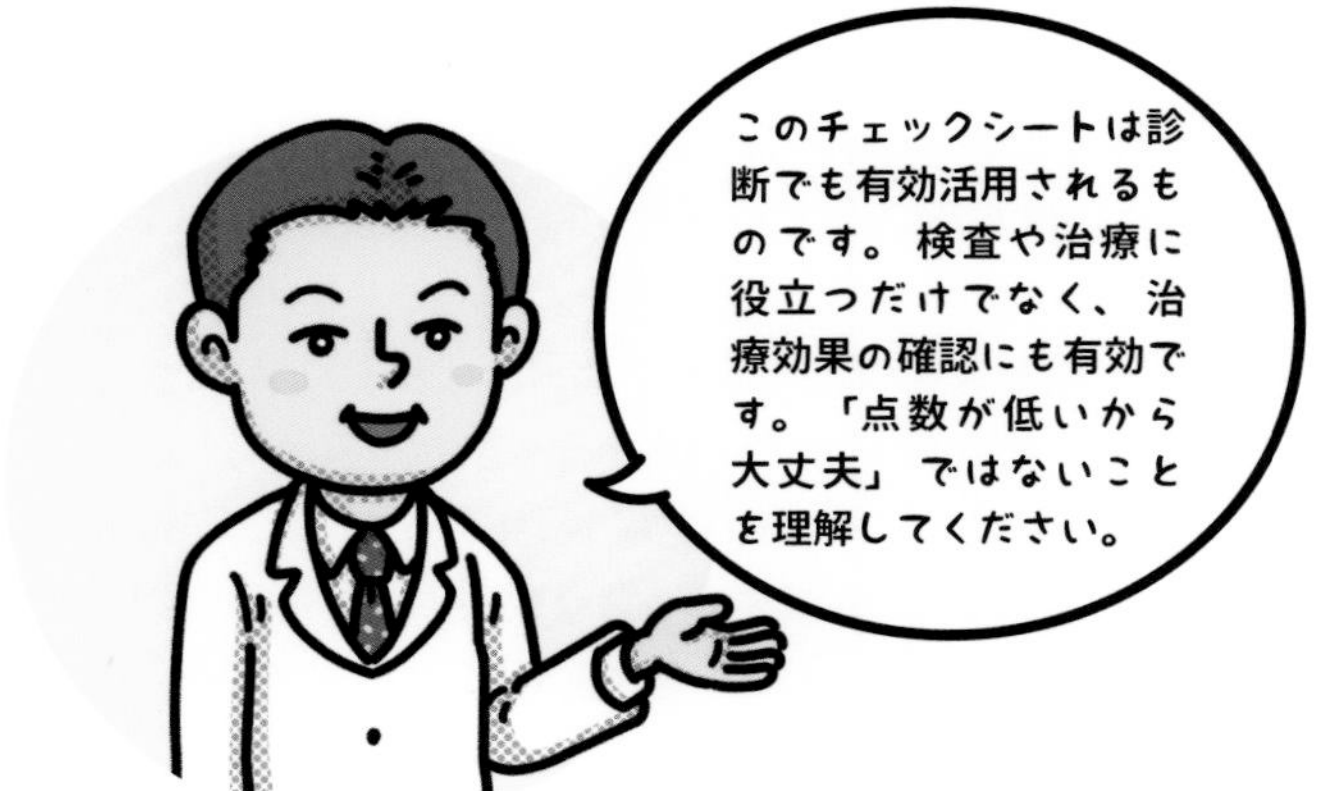
このチェックシートは診断でも有効活用されるものです。検査や治療に役立つだけでなく、治療効果の確認にも有効です。「点数が低いから大丈夫」ではないことを理解してください。

国が実施しているストレスチェック制度などを活用し、ストレスの状況を確認するのも有効!

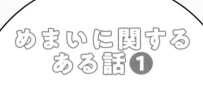

めまいに関するある話❶

ゴッホは
メニエール病だった!?

1861年、フランスの医師プロスペル・メニエールが「めまいは内耳からも起きる」と発表しました。それまで繰り返されるめまいは“脳の異常によるもの”とばかり考えられていましたが、めまいに関して、ここから世界の医学が進展していきます。

名画家のファン・ゴッホは、激しい回転性のめまいと強い吐き気、左の耳鳴、難聴に悩まされていたとされ、てんかんや精神病が関与していたと考えられていました。ゴッホは苦しみのあまり、耳鳴がする左側の耳をそぎ取ったというエピソードもあります。精神病院に入っていたゴッホは、ピストル自殺でこの世を去りました。

それから時は経ち、1979年に耳鼻科医の安田宏一博士が、「ゴッホはメニエール病に悩んでいた」という推論を発表し、注目を集めました。実際に、水平・回旋混合性のめまいを表しているような描写の作品もあります。

今日の医学では、めまいの背景因子を探しだし、適切な治療をもってめまいを克服できるようになりました。こうした医学の発展は、これまでにめまいに悩んだ人の事例や、それを治療しようとする人の功績があってこそのことです。

そして私たちがめまいに対して正しい知識と意識を持つことが大切なのです。

1章

めまいの正体を知る

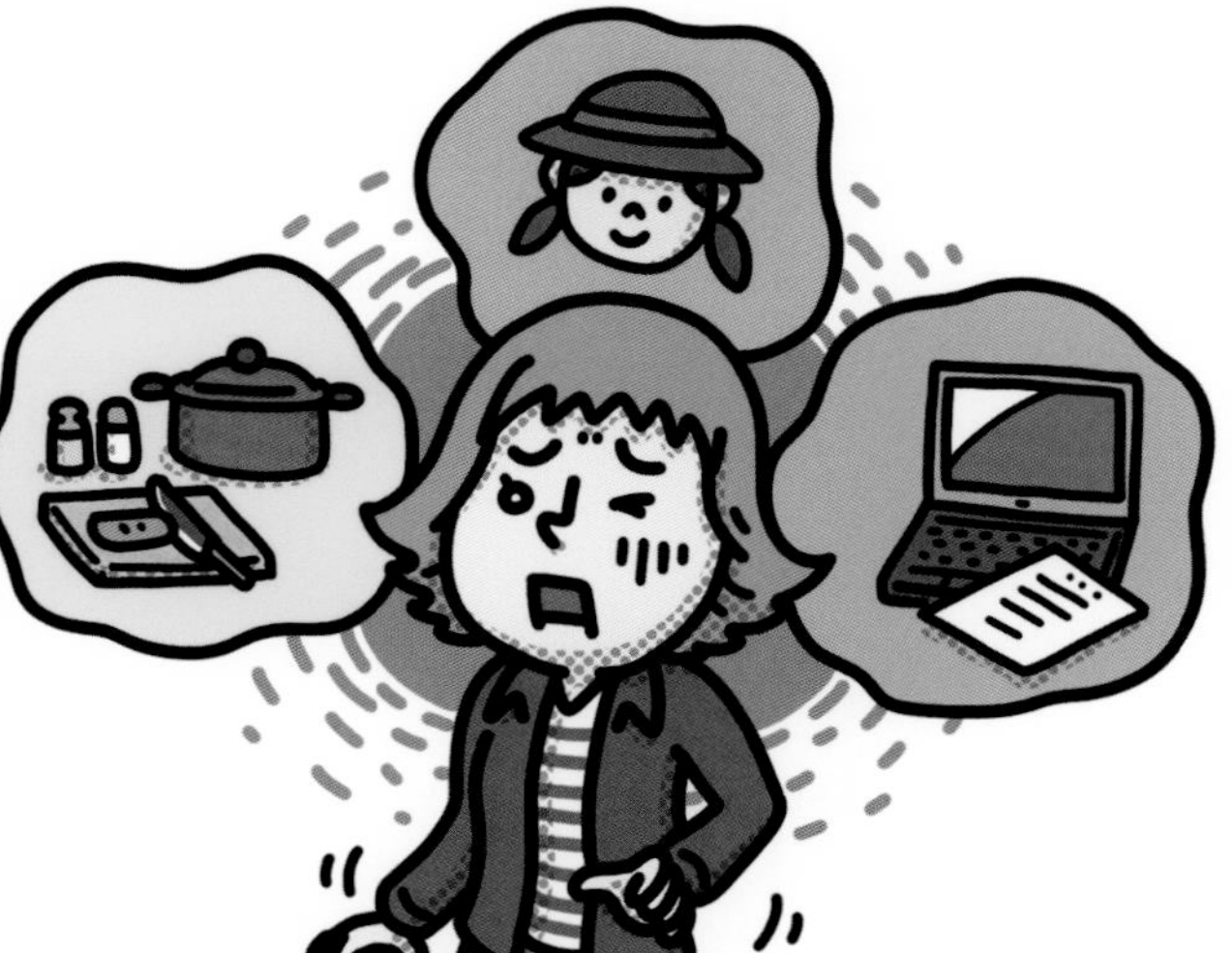

めまいを安易に捉えたり、放置したりするのはもってのほか。体の機能に障害があり、重大な病気がひそんでいるかもしれない。めまいについての知識を深めることが、めまいを克服する一歩となる。

特徴

医学的知識 ①

なぜ起こるのか？めまいのメカニズムを知る

脳で情報が混乱し平衡障害が発生している

情報を司る脳の状態

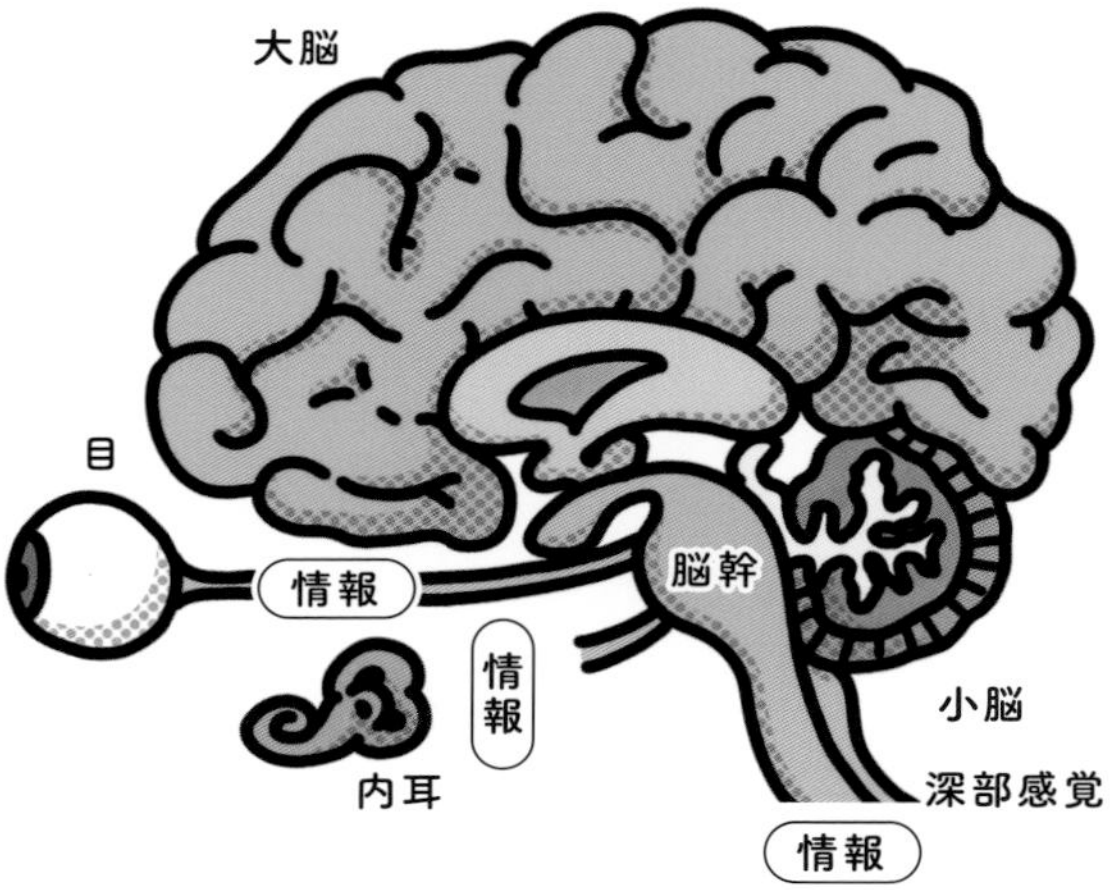

私たちが常にバランスをとれるのは、体に平衡感覚があるからです。平衡機能は胎児から形作りがスタートし、24週ごろには、内耳が完成するといわれています。内耳は外耳→中耳のさらに奥にある器官で、聴覚を担当する蝸牛《かぎゅう》、平衡器である耳石器と三半規管で構成されます。耳石器と三半規管は迷路のように複雑な形をしており、ふたつを合わせて「前庭迷路」と呼ばれます。

各器官、小脳・脳幹、大脳が連携し平衡機能が発揮される

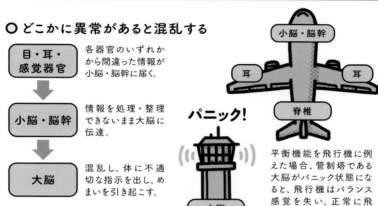

○どこかに異常があると混乱する

目・耳・感覚器官
各器官のいずれかから間違った情報が小脳・脳幹に届く。

↓

小脳・脳幹
情報を処理・整理できないまま大脳に伝達。

↓

大脳
混乱し、体に不適切な指示を出し、めまいを引き起こす。

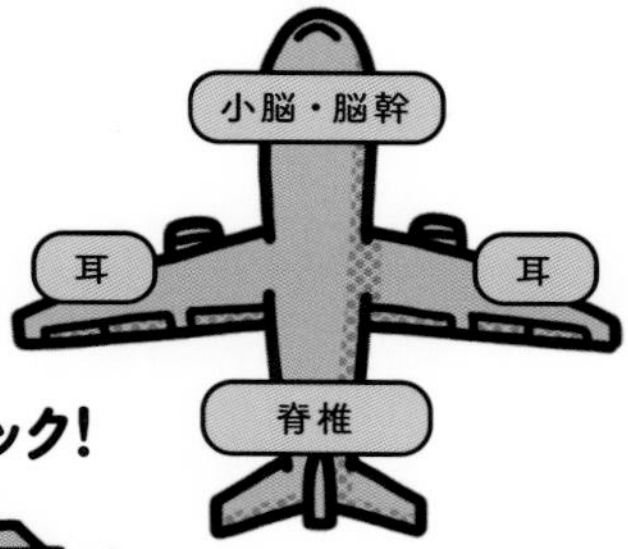

平衡機能を飛行機に例えた場合、管制塔である大脳がパニック状態になると、飛行機はバランス感覚を失い、正常に飛行できなくなる。

そして出生後、首が座り、両手で体を支え、お座りや寝返り、四つんばい、歩行というように運動機能の発達とともに、自分と周囲との関係を常に感じとって、安定した姿勢や動作を保てるようになります。これを「空間見当識」といいます。

バランス感覚が維持できるのは、内耳にある前庭迷路や、目、筋肉や関節にある感覚器官から整然とした情報が脳に送られているからです。しかし、**平衡器の内耳、位置を確かめる目、状況に合わせて働く筋肉や関節などの経路から間違った情報が送られると、小脳・脳幹が状況判断できなくなり、大脳が混乱します。**

このシステムに混乱が生じている状態で起こるのが、めまいなのです。

特徴

医学的知識②

平衡感覚の役割を担う耳の構造を知る

耳石器と三半規管が機能して平衡感覚が保たれる

重力に対して体のバランスや姿勢を調整する働きが、平衡感覚です。この役割を担うのが、**内耳にある耳石器と三半規管を合わせた前庭迷路。ここで集めた情報が前庭神経を通って小脳・脳幹、大脳、脊椎へと伝わり、体の各部の筋肉が収縮して平衡を保っています。**

耳石器は体の傾きや直線運動を感じる器官。中にある膜の表面には耳石（微細な炭酸カルシウムの結晶）が無数についています。耳石に重

耳の構造

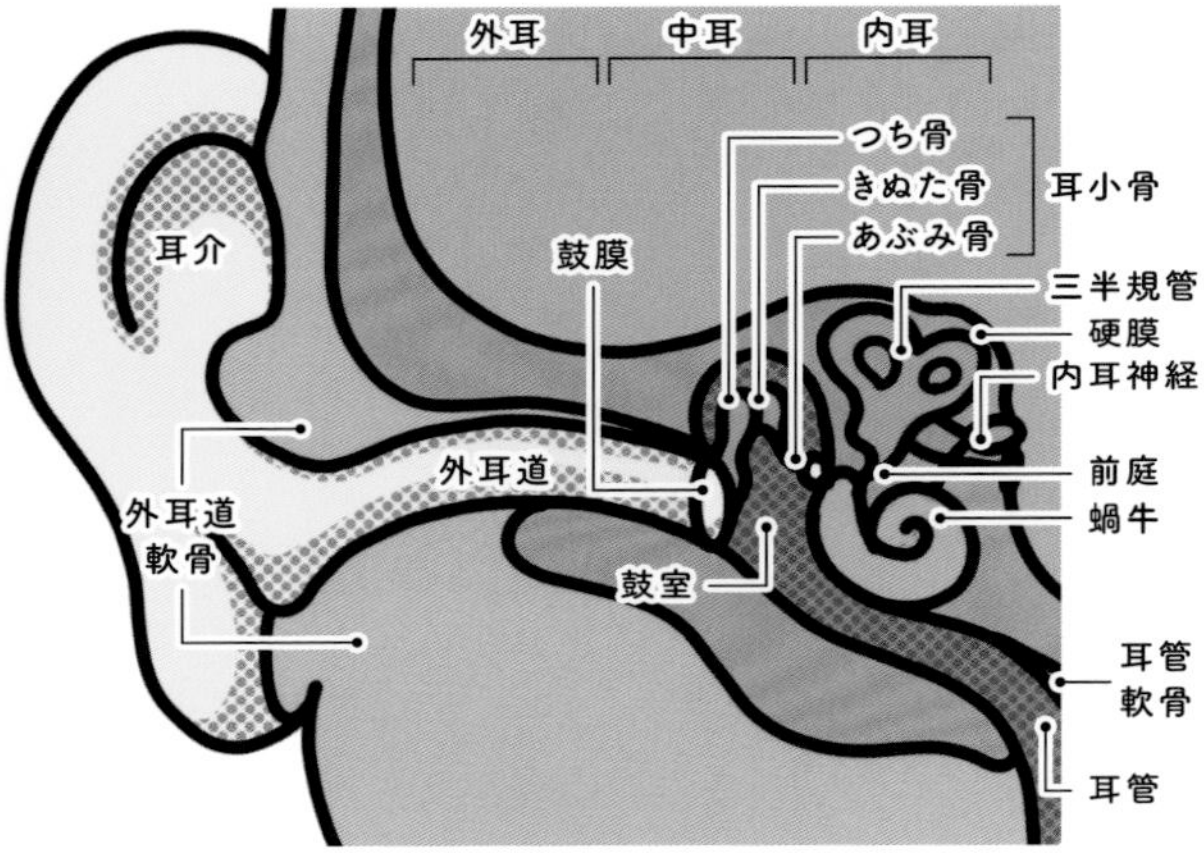

外耳
中耳
内耳
つち骨
きぬた骨
あぶみ骨
耳小骨
鼓膜
三半規管
硬膜
内耳神経
耳介
外耳道
外耳道軟骨
前庭
蝸牛
鼓室
耳管軟骨
耳管

内耳の構造

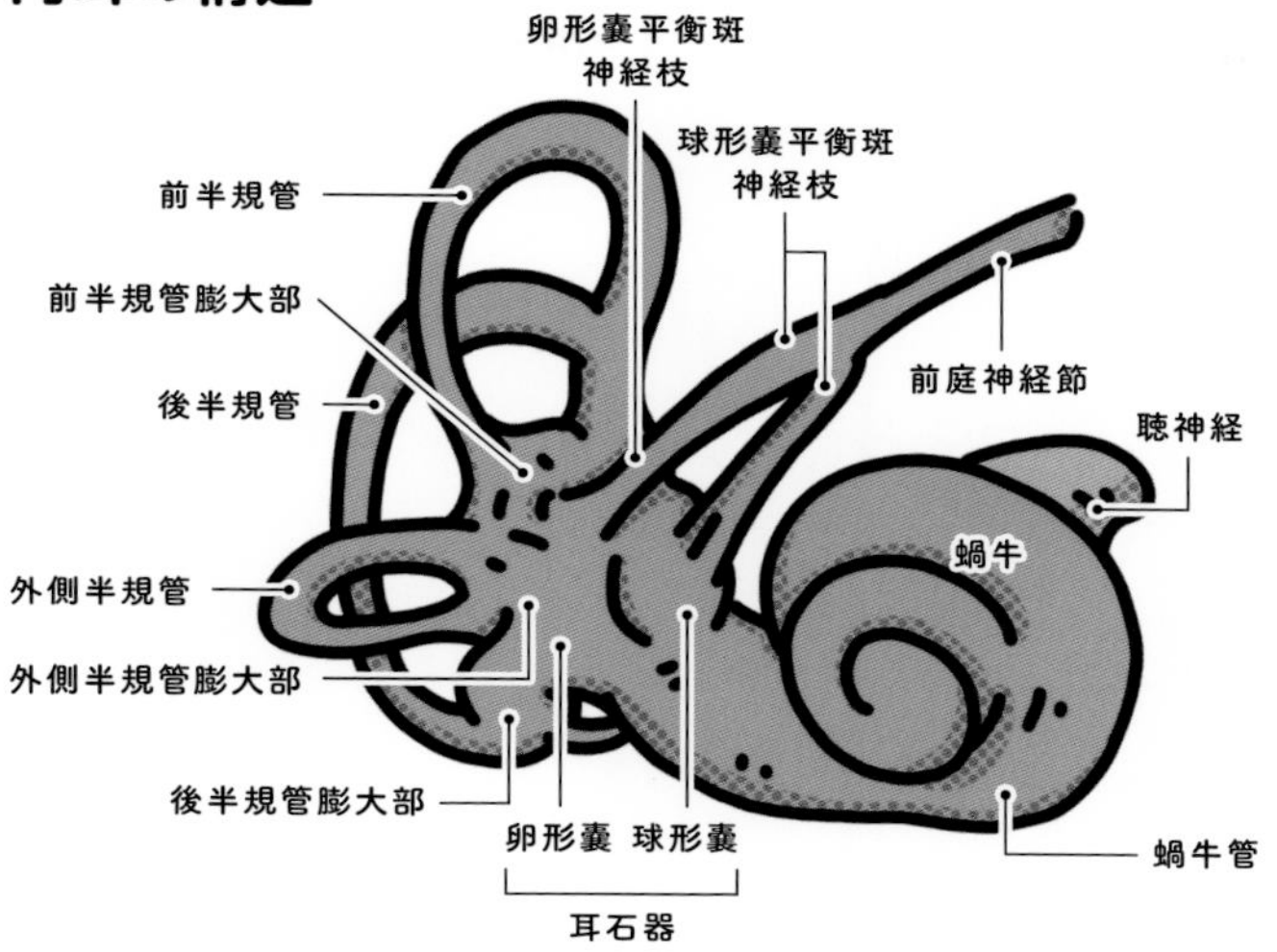
卵形嚢平衡斑
神経枝
球形嚢平衡斑
神経枝
前半規管
前半規管膨大部
後半規管
前庭神経節
聴神経
蝸牛
外側半規管
外側半規管膨大部
後半規管膨大部
卵形嚢
球形嚢
耳石器
蝸牛管

力がかかると、膜の裏に張りめぐらされた感覚細胞がその情報を察知します。耳石器内にあるふたつの膜は常に直角を保ち、どんな姿勢をとろうとも瞬間的に水平、垂直の加速度や位置感覚を認識しています。

三半規管は体の回転運動を感じる器官。それぞれが直角に交わる3つの半円形の管からできており、前半規管と後半規管は上下の垂直方向の回転運動を、外側半規管は左右の水平方向の回転運動を感じます。それぞれの管の片方の端にはふくらんだ部分があり、感覚細胞によって頭がどのような速さでどの方向に動いたのかという情報を察知します。

この緻密な構造で平衡感覚を保っていますが、**どこかに障害が生じると、めまいを起こしてしまうのです**。

特徴

医学的知識③

めまいの要因は脳？ 耳？ 陰にひそむ病気は特定しにくい

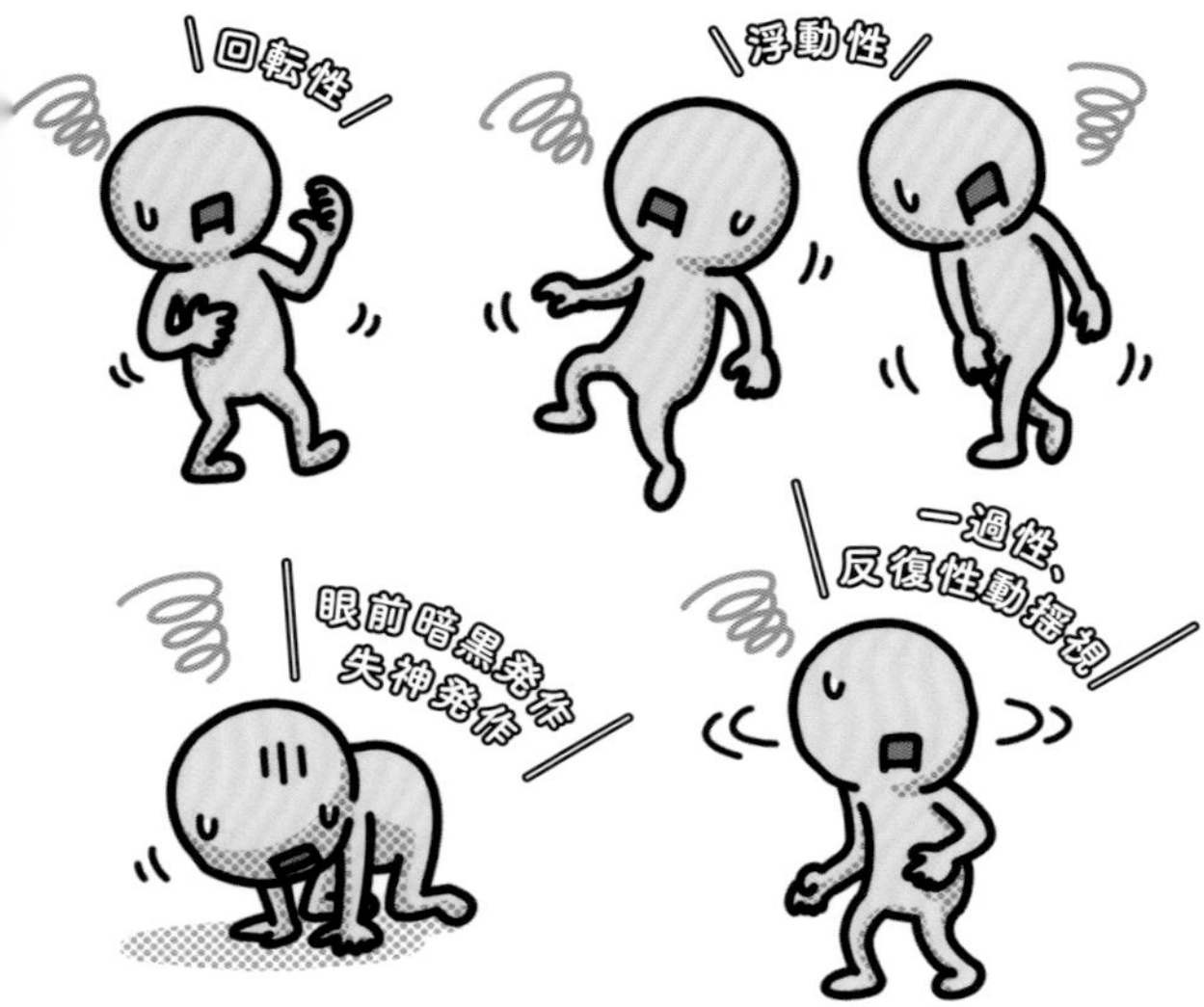
回転性
浮動性
眼前暗黒発作
失神発作
一過性、
反復性動揺視

めまいの症状の種類だけでは、病気を鑑別できない！

執拗《しつよう》な問診が適正な検査につながる

内耳の異常によるめまいは、平衡機能が著しく低下しているため、激しい症状になるのが特徴です。また、小脳や脳幹部の血行障害によるものも、回転性のめまいが急激に起こります。一方、腫瘍などの病変がある場合は進行がゆるやかなため、めまいが軽い傾向にあり、めまいを起こす正体（背景因子）を突き止めるのは、困難を極めます。そのためには、**執拗な問診と適正な検査が不可欠**なのです。

めまいの分類とその特徴

めまいのタイプだけでは病気は鑑別できないが、
障害が起きている場所を推測する目安にはなる。

自発性	回転性	内耳（前庭系）の障害が多い
	浮動性（動揺性）	内耳（前庭系）、 小脳・脳幹の障害が多い
	眼前暗黒発作	循環障害が多い
	失神発作	不整脈、てんかん、頸動脈洞症候群が多い

誘発性	頭位性（頭の移動）	良性	耳石器を中心とする内耳の障害が多い
		中枢性	小脳全般に関わる障害が多い
		悪性	前庭小脳を中心とする障害が多い
	頭部捻転性		血流の障害が多い
	眼前暗黒発作		内耳（前庭系）障害の慢性期、 循環障害が多い
	ジャンブリング現象※		両側の内耳、前庭小脳の障害が多い

※歩いていても座っていても横になっていても、体がフワフワするようなめまい。内耳や前庭神経など、左右両方の機能が完全に失われた場合に起こる。

一過性・自発性・反復性動揺視	心臓血管系の疾患に多い

特徴

医学的知識 ④

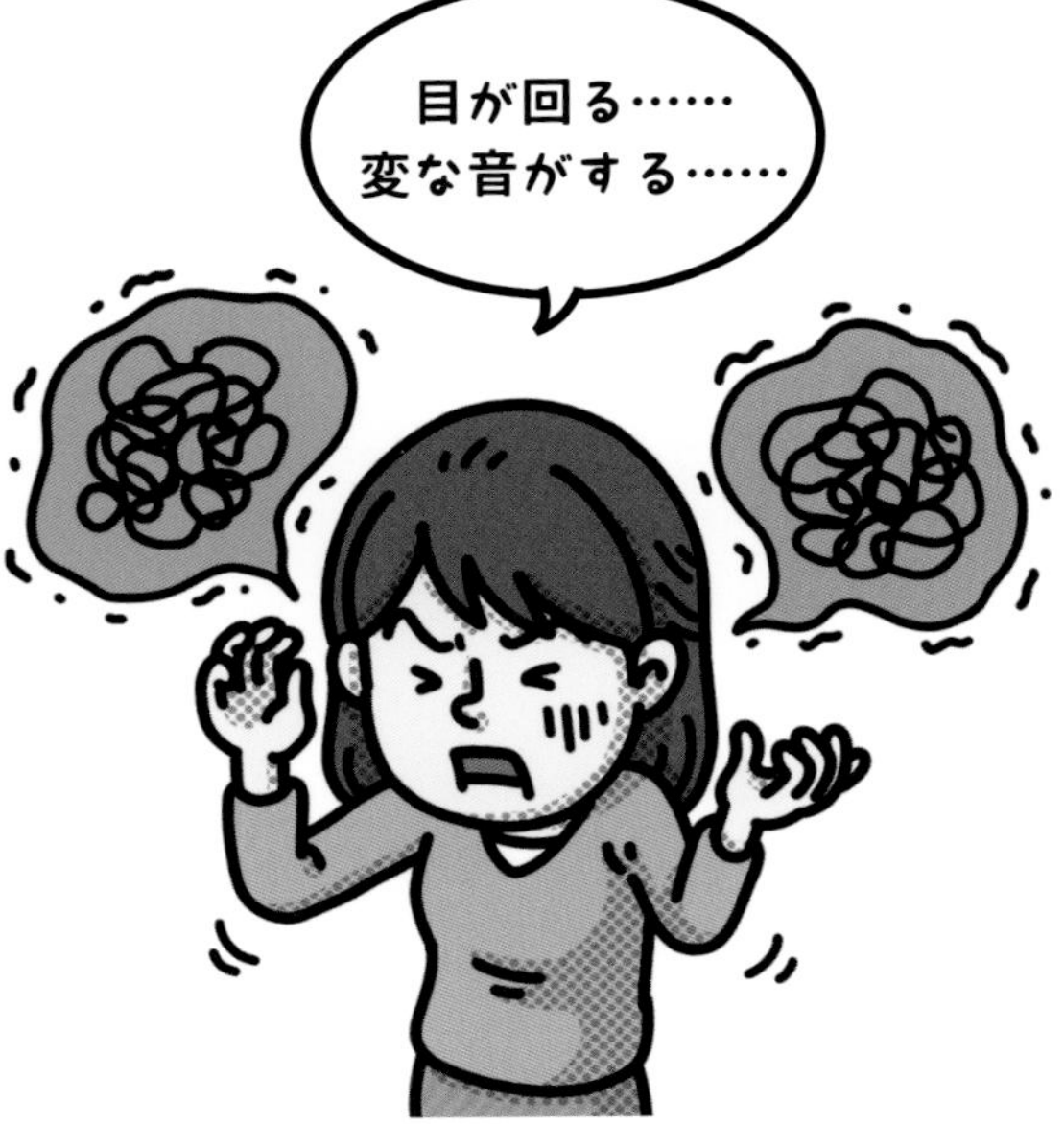

めまいの頻度や時間と一緒に現れる症状

期間は短時間から1週間 耳鳴や難聴を伴うこともある

内耳の障害によって起こるめまいは、大半は数分から数時間で症状が軽くなりますが、めまいを伴う突発性難聴や前庭神経炎、内耳炎など約1週間続くものもあります。これは脳の障害によるめまいにおいても、病状によって変わってきます。疲労や睡眠不足などが要因で一過性のめまいで終わることも多々ありますが、**期間をあけて繰り返す、頻繁に起きるなどすれば、耳、脳のいずれかでなん**

めまいと併発する、耳鳴や難聴とは？

耳鳴

外界からの正常な音の刺激がないのにもかかわらず、耳内あるいは頭内に感じられる音感のこと。キーン、ビーンといった高音性のもの、ブーン、ゴーなど低音性のもの、キンキン、ザーザーという拍動性のものがある。ほかの症状と一緒に現れることが多く軽いケースもあるが、耳鳴が症状の主体になると、睡眠障害からノイローゼになるほどの苦痛を伴うことも少なくない。

難聴

話し声や物音が聞こえにくくなる状態のことをさす。高音域や低音域など、ある一定の音域を聞き取れなくなるケースもある。外耳や中耳など音を伝える部位に病変ができて発生する「伝音難聴」と、内耳や蝸牛神経、中枢神経など音を感じる部位に病変ができて発生する「感音難聴」のふたつのタイプがある。このうち、めまいと併発するのは感音難聴である。

めまいとセットで発症することが多い。

らかの障害が発生していると考えられます。

また、**内耳に障害がある場合の大半は、耳鳴と難聴がセットで現れます。**これは、聴覚の役割である蝸牛《かぎゅう》が、前庭迷路と隣り合って細い管で結ばれていることで、影響を受けやすいからです。また、脳には多くの神経が集まっているため、障害のある位置によっては耳鳴や難聴を併発することもあります。

症状の現れ方もさまざまです。例えば、メニエール病はめまいと一緒に現れるのに対し、レルモワイエ症候群は耳鳴↓難聴↓めまいの順に、症状が入れ替わり立ち替わり起こります。さらに、吐き気や嘔吐、頭痛、冷や汗といった症状が現れることもあり、脳が関係しているものにおいては、昏唾や呼吸障害、手足の麻痺などが現れることもあります。

タイプ

耳の病気

①

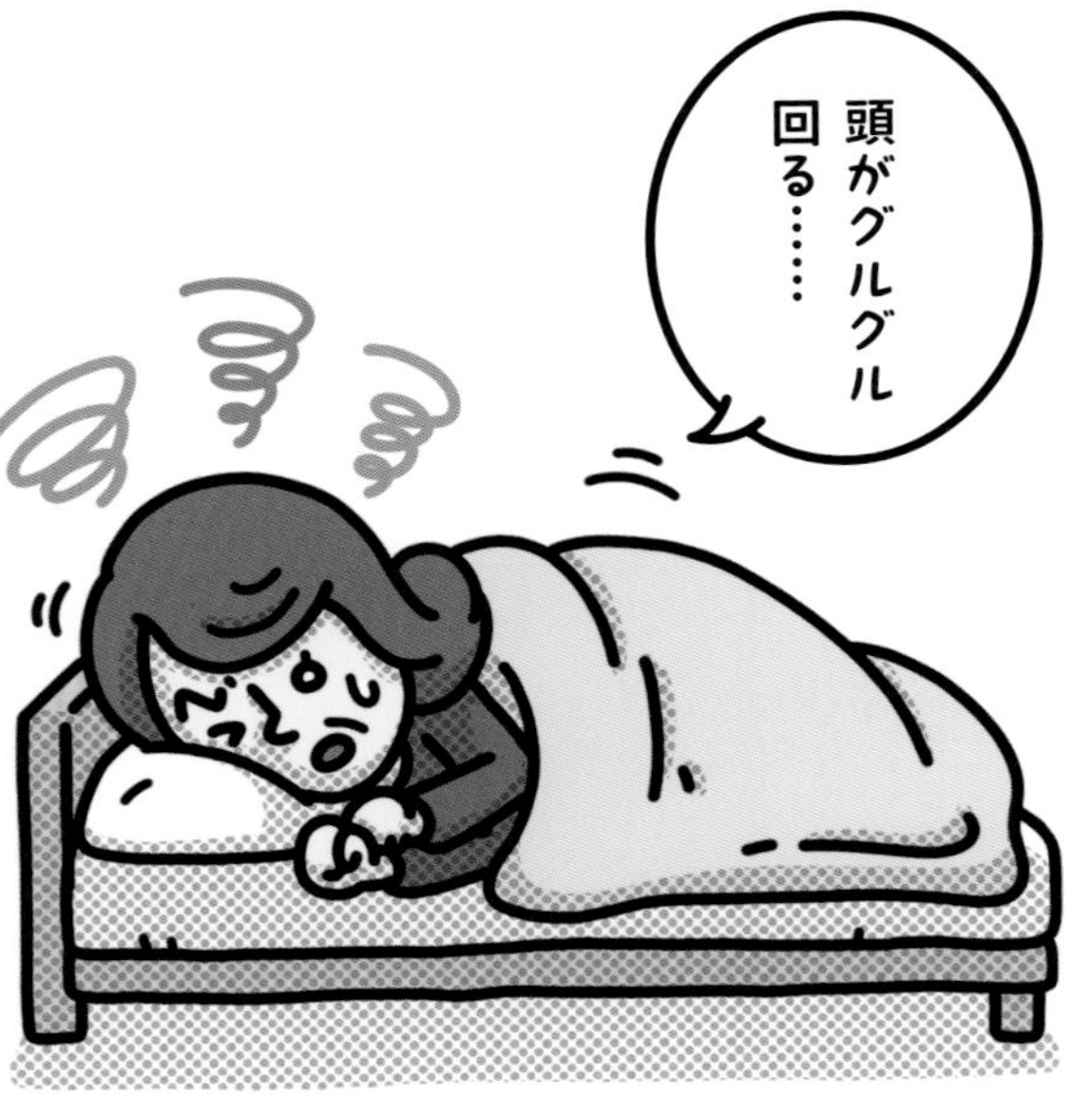

体勢を変えると激しいめまい
良性発作性頭位めまい症

内耳の耳石器の障害が原因 同じ頭位を繰り返すと消える

靴のひもを結ぶ、仰向けになる、振り向くなど、**ある方向に頭を傾けたり、特定の姿勢をとったりすると、突然、回転性のめまいと、眼振が起こります。**その姿勢は人によってさまざま。発作性頭位めまい症は3種類あり、内耳の中、**特に耳石器だけに病巣があるものを「良性」といいます。残りの2種類は「悪性」と「中枢性（仮性良性）」でともに病巣は小脳にも見られ、なかなか軽快しないものを「悪**

こんな症状が現れる！

タイミング　頭や体の位置を変えたとき。

症状①　激しい回転性のめまい。体勢をもとに戻すとおさまる。同じ体勢でも30秒ほどでおさまる。

症状②　眼振がある。

その他の特徴　同じ頭位、体勢を繰り返していると、めまいも眼振も現れなくなる。耳鳴や難聴は現れない。

性」として区別しています。癌《がん》という意味ではありません。これらは「良性」と症状が酷似していることもあり、誤診するとやっかいです。

良性発作性頭位めまい症は、**もとの頭位や姿勢に戻すと、めまいと眼振が消えるのが特徴**です。そのままの体勢でも30秒ほどでおさまります。さらに、めまいを起こす頭位を繰り返すと、症状が徐々に現れなくなります（これを「減衰現象」という）。

メニエール病と並び、内耳の障害によるめまいでは多く見られる病気ですが、メニエール病のように**耳鳴や難聴は現れません**。

めまいが起こったときは、もとの頭位に戻し、安静にすることが大切です。治療は薬物療法やリハビリ療法が中心になります。

めまいが起こるメカニズム

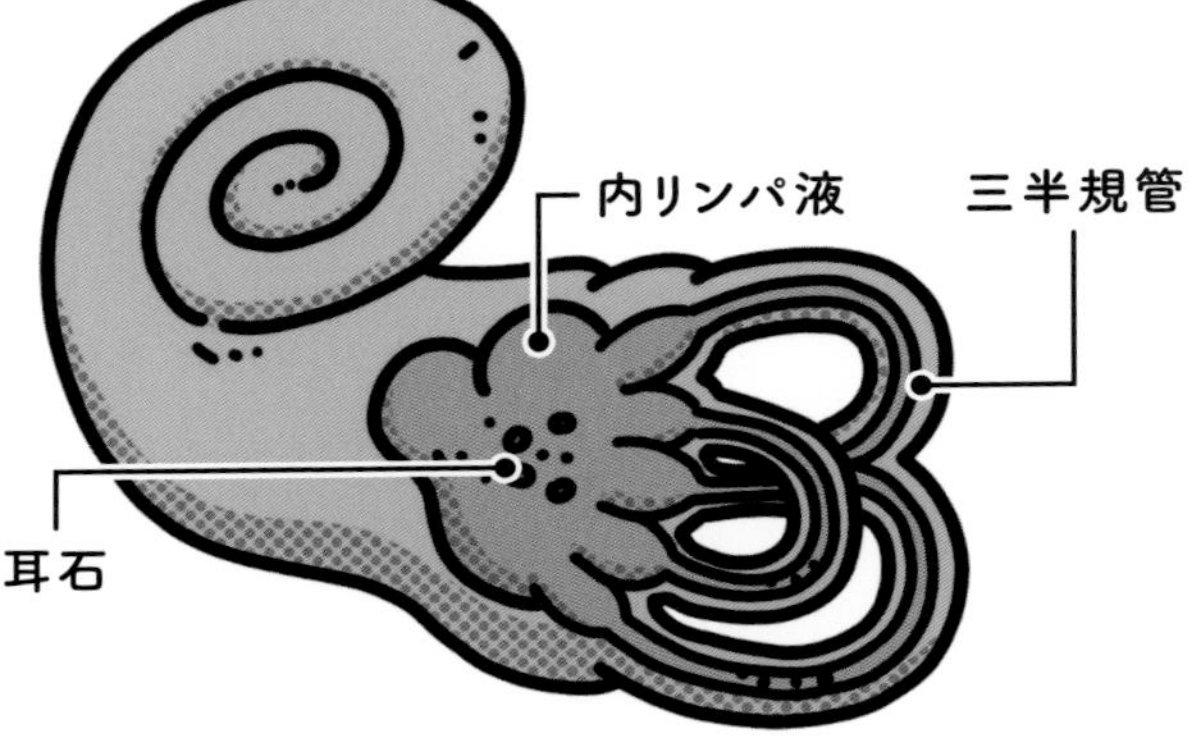

**耳石器に障害が発生し、
耳石が内リンパ液を浮遊した状態になり、
平衡機能を失ってめまいが起きる。**

耳石がリンパ液を浮遊
低血圧、アレルギー体質も関与

平衡機能を持った耳石器に異常が発生することで、めまいが起こります。

耳石器は楕円形の卵形嚢《らんけいのう》と、ボール形の球《きゅう》形嚢《けいのう》で形成され、それぞれの内部はリンパ液で満たされています。ふたつある耳石膜は、それぞれ常に直角を保っており、どんな姿勢をとろうと、耳石にかかる重力の変化を瞬時に察知し、水平、垂直の加速度運動や位置感覚がわかるようになっています。このふたつが絶妙なコンビネーションで体の平衡機能を支えています。

しかし、ここに障害が発生すると、**はがれた耳石がリンパ液を浮遊し、平衡機能を失って**

耳石器に障害が起きる要因と誘引するもの

要因	低血圧やアレルギー体質	一種の成人病ともいわれており、これまでにめまいを経験していない人も注意が必要。
誘引①	爆発音や頭を強く打ったショック	内耳が衝撃を受けることで、耳石器が正常な位置を保てず、耳石がリンパ液を浮遊する。
誘引②	抗生物質などの薬物	有機溶剤や毛染め液が原因になることもある。
誘引③	中耳炎などの影響	慢性中耳炎の後遺症として現れるケースがある。

めまいを起こしてしまうのです。内耳の障害が起きているのは片側のみです。障害のあるほうの内耳の感受性が高まっているため、頭を傾けると過大な荷電レベルの信号が送られ、めまいが起こるというメカニズムです。

障害を起こす要因はさまざまですが、このめまいを起こす人は、**低血圧やアレルギー体質であることがほとんど**です。また、爆発音や頭を強く打ったショック、抗生物質などの薬物、慢性中耳炎の影響などによっても誘引されます。

つまり、健康な生活を送っていた場合でも、また加齢に関係なく発症することがあるのです。自然軽快することで安易に捉えがちですが、再発を防ぐには要因を取り除くことが必要になります。

タイプ

耳の病気 ②

回転性のめまいと耳鳴・難聴を繰り返す メニエール病

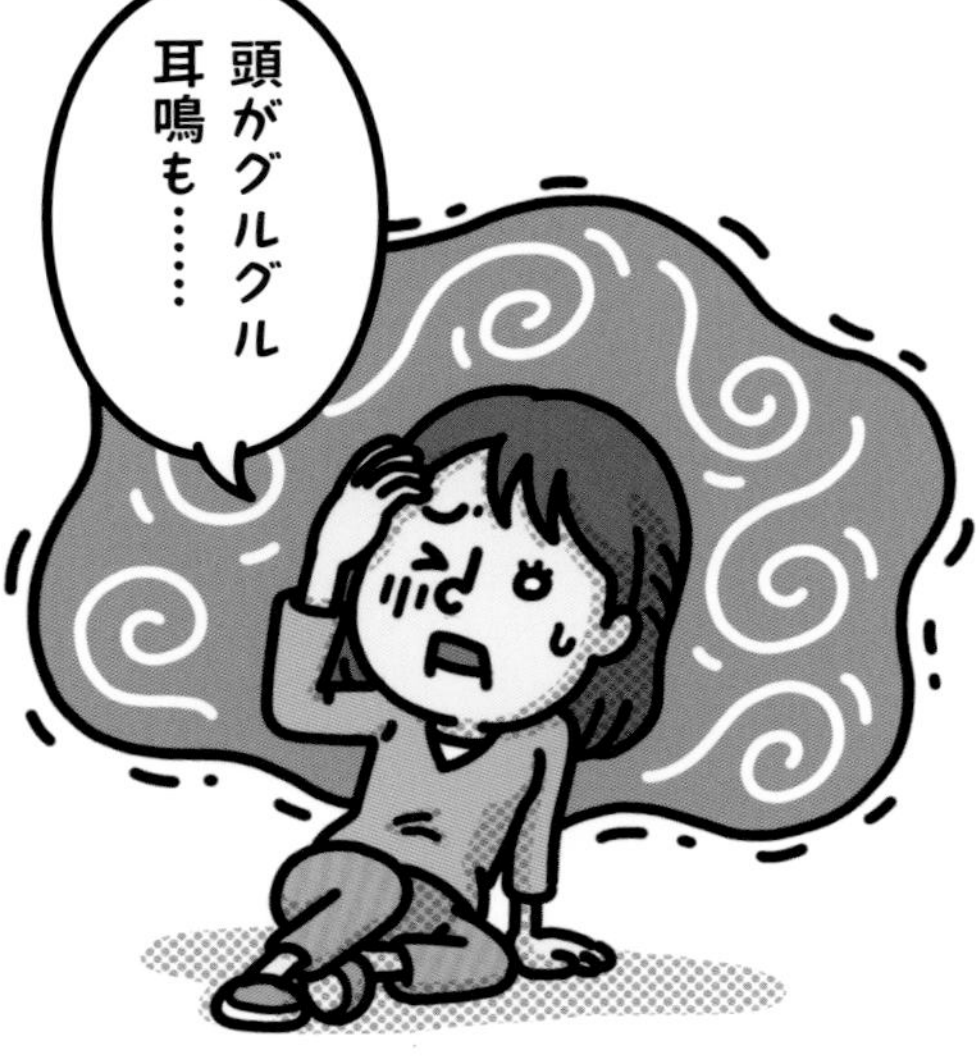

回転性のめまいとともに耳鳴と難聴が一緒に起こる

一般にメニエール病は、めまいの代表的なものと思われていますが、誤解されることが多い病気です。1861年にフランスの医師プロスペル・メニエールが「めまいは内耳からも起きる」と医学界に広めたのは、偉大なものでした。ただ当時は「内耳出血」が原因とされていましたが、現在は**代謝性**（**水腫**）**の内耳疾患**をさしています。

症状の特徴は、**回転性のめまいが耳鳴や難**

こんな症状が現れる!

タイミング	突然起きる。
症状①	回転性のめまいが数時間続く。完全におさまるまで何時間もかかることもある。
症状②	片側に耳鳴や難聴も併発する。吐き気や嘔吐、冷や汗、顔面蒼白などの症状が現れることもある。
その他の特徴	発作の回数、再発までの期間は個人差がある。繰り返すことでめまいは軽くなるものの、平衡感覚と聴覚の機能は低下していく。

聴（片側の耳だけ）を伴って突然現れること。立つこともできないほどの激しいものから軽度のものまで度合いはさまざまです。激しいときは自律神経の働きも狂い、吐き気や嘔吐、顔面蒼白、冷や汗、頭が重く感じるといった症状も生じます。

めまいは、**数時間もすればおさまります**。また、1回の発症で終わることもありますが、**繰り返されることがほとんど**。再発までの期間は体調も関係しており、さらに数日、数週間、数か月、数年というように個人差が大きいことも特徴です。

また、蝸牛《かぎゅう》に障害が起きているのに前庭迷路は正常なケースもあり、その場合はめまいが起こりません。これを**前庭型メニエール病**といい、区別されています。

めまいが起こるメカニズム

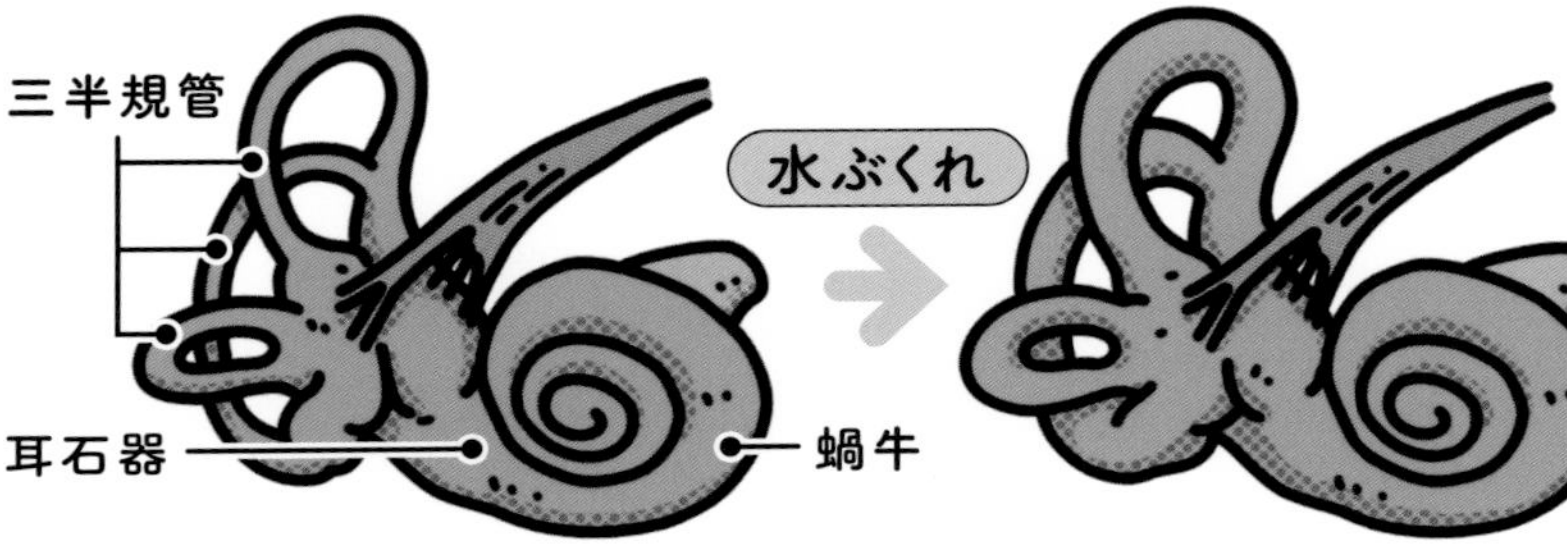

内耳の内リンパ嚢が水ぶくれ（水腫）、耳石器や三半規管、蝸牛に影響し、めまいと耳鳴、難聴が一緒に起こる。

平衡感覚、聴覚の器官を圧迫 ストレスなど背景因子はさまざま

メニエール病は、**内耳の内リンパ嚢《のう》が水ぶくれ（水腫）した状態**です。これにより、耳石器や三半規管に影響し、平衡感覚を失ってめまいを引き起こすのです。また蝸牛《かぎゅう》も影響を受けているため、**片側の耳に耳鳴や難聴を伴います**。

水ぶくれができやすいのは、初春や初秋などの季節の変わり目で、特に**低気圧や前線の接近などで天候が不安定な早朝**です。女性は月経期の前後にも発症しやすい傾向があります。また、患者さんを詳しく問診すると、**ストレスを抱えている人が多く見られます。さらにアレルギー、低血圧という体質である傾**

内耳の水ぶくれができる背景因子

外的要因	季節や天候、月経、生活のストレス	初春や初秋で不安定な天候。女性の場合は月経も関与。また日常生活での過度なストレス。
内的要因	アレルギー、低血圧	体質が関係している。ほかに無気力体質も考えられる。
その他要因	先天的なもの、血行不良、ほかの疾患、薬物	臓器や器官の疾患、血行不良を引き起こす障害、薬物の副作用、先天的なものなども考えられる。

こうした準備が整った状態で、なんらかの刺激が加わり、内耳の水ぶくれが起こる。

向もあります。

つまり、背景因子には外的なものと内的なものの両方があり、自律神経や内分泌系の失調を引き起こし、内耳に影響を及ぼしていると考えられています。

そのほか、血行不良を起こす障害、臓器の疾患、慢性中耳炎の影響、気道や歯の疾患、薬物の副作用などが神経を介してなんらかの影響を及ぼしていることも考えられます。

こうした準備が整った状態で、なんらかの刺激が加わると、内耳が水ぶくれを起こすのです。誘引するものがさまざまであることが、メニエール病の誤解を招いている原因でもあります。背景因子を探しだすことで、適切な治療、再発を食い止めることにつながるわけです。

発作がおさまっても病変は完全に消えない!

めまい → 次第に消えていき、すっきりする。再発がほとんど。

平衡感覚 → 発作のたびに内耳の障害が起き、平衡機能が失われ、後遺症が出る。

聴覚 → 発作のたびに内耳の障害が起き、聴覚の機能が失われ、後遺症が出る。

→ **内耳の障害だからといって放置しておくと大変なことに!**

放置すると、平衡感覚と聴覚がどんどん低下していく

「命に別状はないから大丈夫」という声を聞くことがあります。これは、発作のあとに気分爽快になるケースの人の気持ちだろうと推測します。しかし先述のとおり、めまいはいつ再発するかわかりません。再発すると今度は「いつ起こるのだろうか」と不安な気持ちが強くなり、精神疾患を招くことにもなりかねないのです。

なにより気をつけたいのが、進行すると、**めまいの発作がおさまったところで、内耳の病変が完全には消えていない**ことです。

発作を繰り返すと脳が内耳の機能を補おうと働くために症状は軽くなりますが、**平衡感**

以前は脳の障害が原因とされていた！

医療現場に残るメニエールの呪縛

1861年のメニエールの発表前までは、めまいは脳の障害によるものだと考えられていた。発表後、内耳からも起こることが周知されるが、この発表は内耳出血によるもので、現在のメニエール病とはまったくの別ものだった。こうした背景があり、現在の医療現場でも誤解の尾を引いている。どういうことかというと、めまいは耳鼻科領域のものとされたがゆえに、メニエール病以外に要因があったとしても、その要因に対する適切な処置が行われないままの事態を招きかねないのだ。

覚と聴覚の機能は低下していきます。つまり、放置しておくと大変な事態を招いてしまうわけです。

また、医療関係者の中には「メニエール病は難病で治らない」と考える人がいる一方で、1～2回の発作だけで手術してしまうケースもあるようです。**治療は薬物療法やステロイドなどの薬剤を内耳の局所に注入する処置（P112）を行い、手術をしなければならないケースはまれ**です。メニエール病は〝誤解されやすい病気〟という、一種の呪縛に今もなお医療現場はかかっているわけです。

めまいをひとつの病名と判定するのはとても困難。ある病気から別の病気に移行することもあります。こうしたことから背景因子を探しだすことが重要なのです。

タイプ

耳の病気 ③

耳鳴→難聴→めまいの順で現れるレルモワイエ症候群

メニエール病と混同されやすい 内耳の各器官の感受性が低下

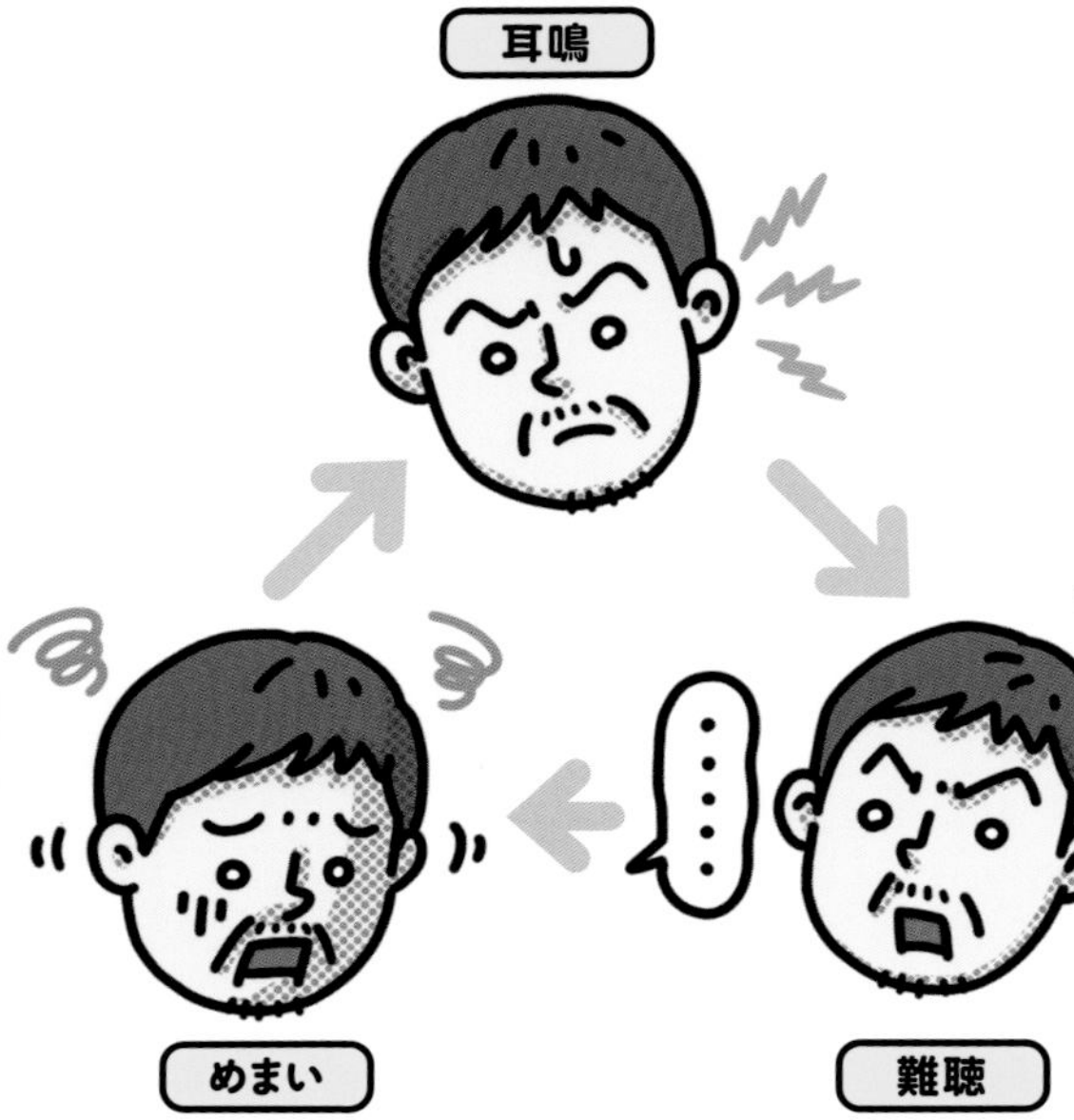

耳鳴、難聴、めまいが現れることから、メニエール病と間違えられやすいのが、レルモワイエ症候群です。

　メニエール病は3つの症状がセットで同時に現れるのに対し、このレルモワイエ症候群は**先に耳鳴と難聴が進行し、難聴が決定的になったと感じたころに突然、激しいめまいが現れます**。数時間後にはめまいがおさまり、聴覚も回復します。

こんな症状が現れる！

タイミング 耳鳴、難聴のあと、突然、めまいが現れる。

症状 激しい回転性のめまいが数十分〜数時間続く。完全におさまるまで数日かかることもある。

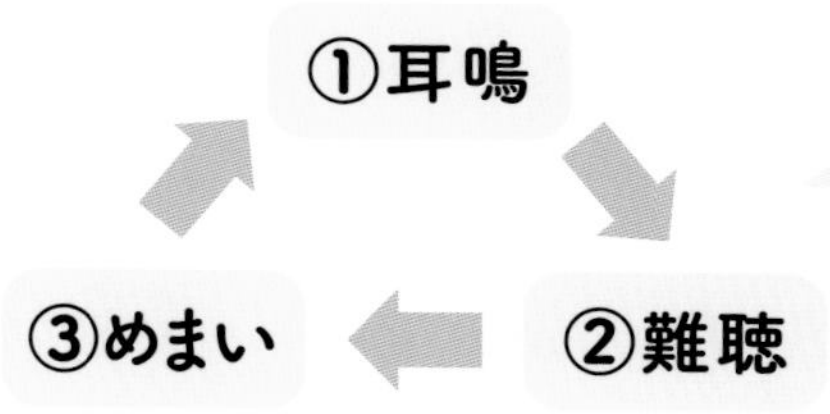

3つの症状が入れ替わり立ち替わり現れ、内耳の血流を悪くし、聴覚と平衡感覚の機能を低下させる。

この病気を発見したのはベルギーのレルモワイエという人物で、1919年のことでした。それ以降、症状の背景因子には諸説あるというのが現状です。その中で、めまい、耳鳴、難聴の現れ方は、内耳動脈系の循環不全に加え、内耳各器官の受傷性や感受性の違いに根差していると考えられています。

どういうことかというと、「耳鳴→難聴→めまい」という順に現れるのは、聴覚の役割を持つ蝸牛《かぎゅう》が最も傷つきやすく、内耳の血流が悪くなるところが真っ先に障害されるので、耳鳴や難聴がめまいよりも先に出てくるわけです。さらに**耳石器、外側半規管、前半規管、後半規管の順に感受性が低下し、平衡感覚が乱れてめまいが起こる**のです。

タイプ

耳の病気 ④

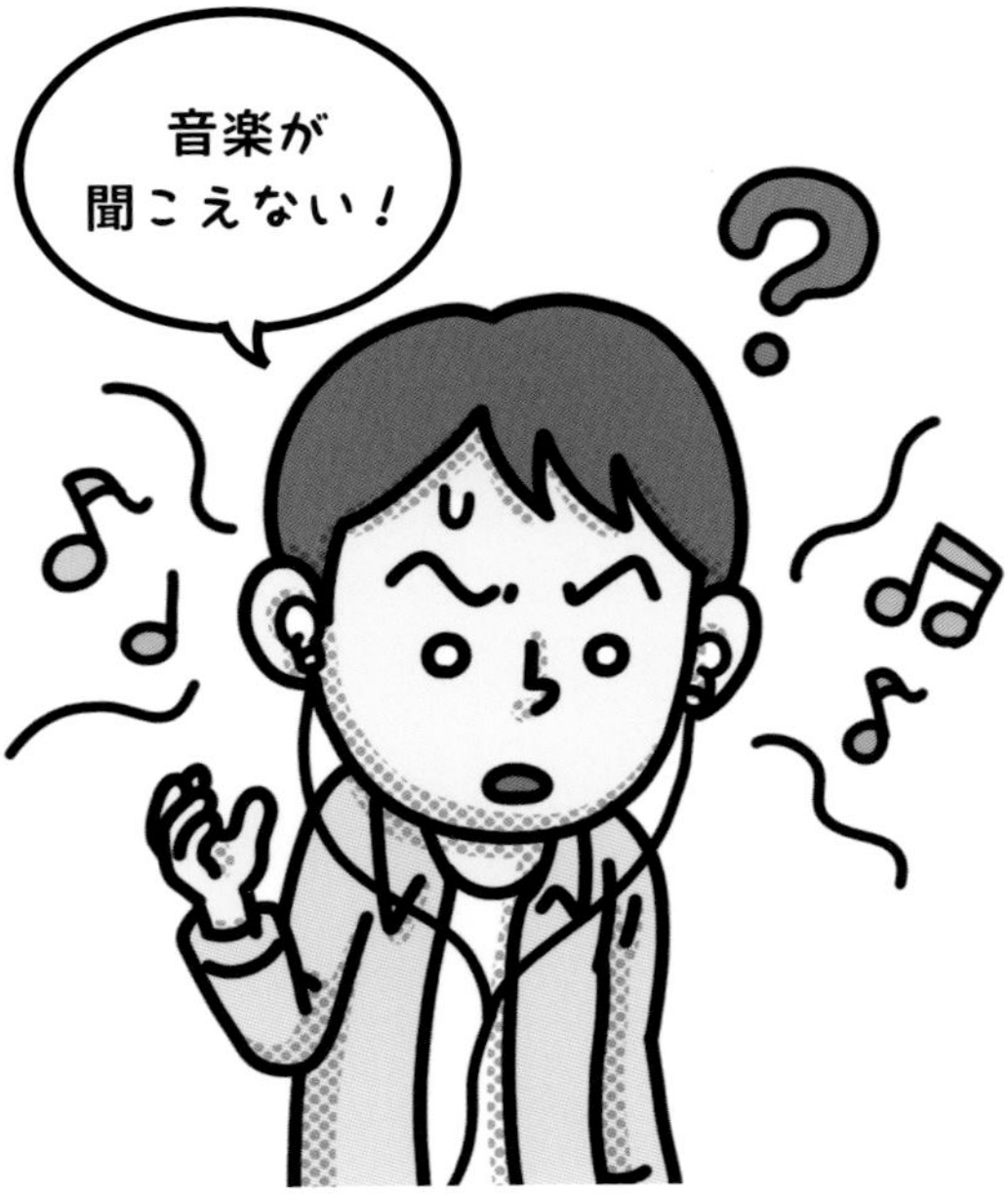

短時間で片側に高度な耳鳴と難聴 めまいを伴う突発性難聴

1回の発作で高度な難聴に 原因によってはめまいが伴う

なんの前触れもなく、急に耳の聞こえが悪くなるのが、突発性難聴です。たった1回の発作で短時間に高度な感音難聴を引き起こしてしまいます。2週間以内に適切な治療をしない限り回復できなくなるといわれるほどです。

要因は、薬物中毒、内耳出血、内耳動脈血栓症や梗塞症、聴神経腫瘍の始まり、内耳梅毒（梅毒によって起こり、聴覚障害と平衡機能障害がともに発生）などさまざま。内耳は脳底動脈

こんな症状が現れる！

タイミング	前下小脳動脈の塞栓が原因の場合、耳鳴、難聴ののちにめまいが起こる。
症状	めまいがある場合、浮動性→回転性、回転性→浮動性へと移行する。
その他の特徴	耳鳴と難聴は頑固でおさまらない。2週間以内に適切な治療を受けないと、聴覚は完全には回復しなくなる。
背景因子	内耳動脈がつまった状態で、薬物中毒、内耳出血、内耳動脈血栓症や梗塞症、聴神経腫瘍の始まり、内耳梅毒などにより発生。

から枝分かれした内耳動脈が支えていますが、ここがつまると内耳に障害が発生します。血液の配給が途絶えて、蝸牛《かぎゅう》、耳石器、三半規管が酸欠になっているのです。

この**突発性難聴にめまいが伴うことがあります。それは内耳動脈をつまらせている原因が、前下小脳動脈の塞栓の場合**です。耳鳴↓難聴↓めまいの順に症状が現れます。**フワフワと感じる浮動性のめまいが起き、やがてグルグルとした回転性のめまいに移行する**こともあります。また**血流が再開すると、今度は逆に回転性から浮動性のめまいの順に起きます。**

酸欠で内耳の器官は半死半生の状態。早期の治療が大切です。治療は、主に薬物療法（点滴や内服）やステロイドなどの薬剤を内耳の局所に注入する処置（P112）です。

タイプ

耳の病気 ⑤

激しいめまいのみが現れる 前庭神経炎

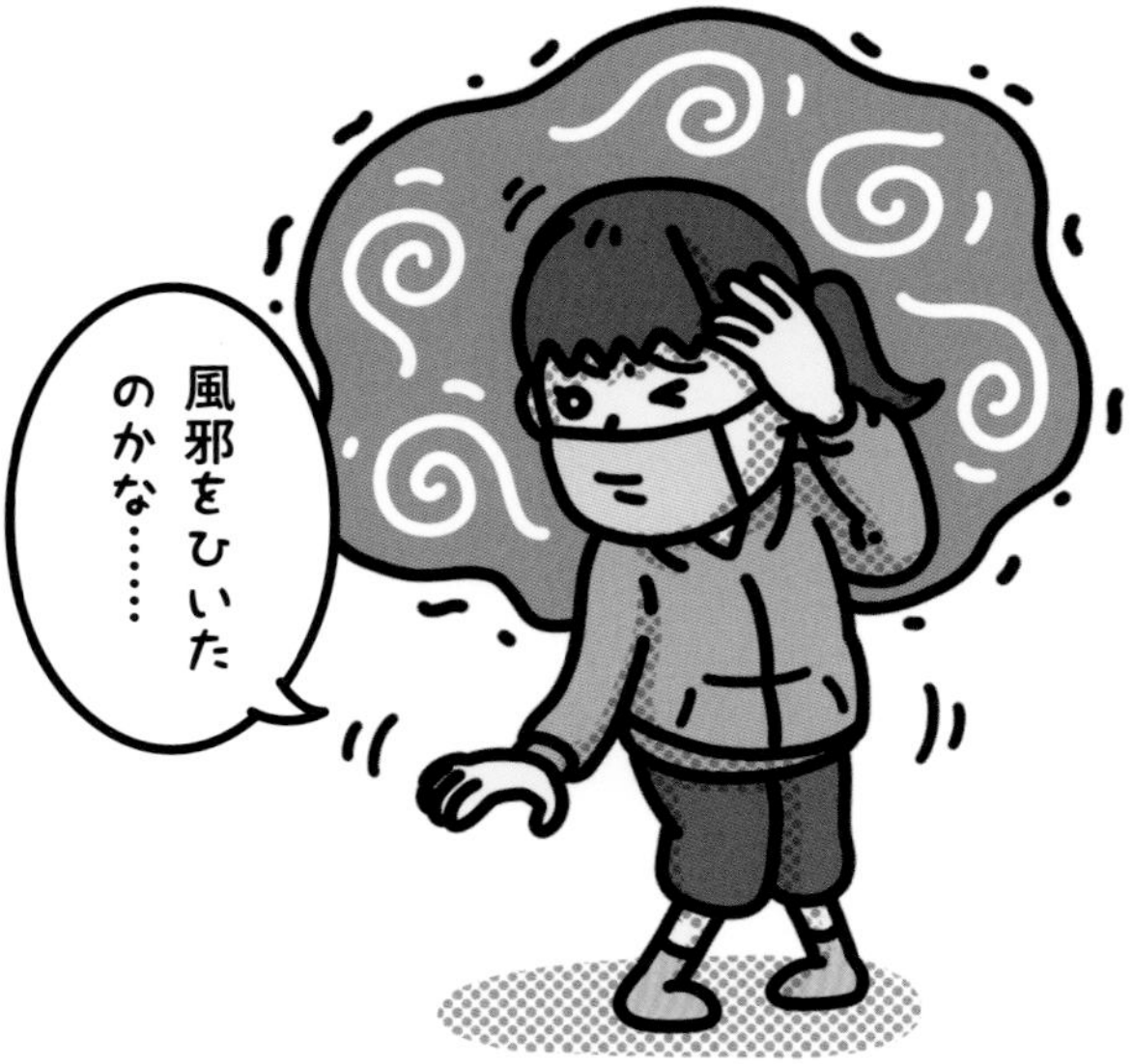

風邪の症状に続いて発症 耳鳴や難聴は現れない

内耳は聴神経によって脳とつながっており、平衡感覚や聴覚の情報を脳に伝達しています。内耳神経には聴神経（蝸牛《かぎゅう》神経）と前庭神経があり、**激しい回転性のめまいが起きるのは、前庭神経に炎症が起きたとき**です。**風邪のような症状に続いて発症するのが特徴**です。

耳鳴や難聴を伴わないのも特徴で、これは脳血管障害によるめまいと間違われやすい傾向にあります。また、急性迷路機能廃絶症（突

こんな症状が現れる！

タイミング　風邪の症状に続いて発症する。

症状　激しい回転性のめまい。

その他の特徴　耳鳴や難聴は現れないが、吐き気や嘔吐は伴うこともある。

背景因子　風邪のウイルスが原因と考えられているが、明らかになっていない。1～3週間の安静、薬物療法で回復するケースが多い。

如として迷路機能が失われ、歩行や走行時に周囲の風景がぶれて見える現象が発生する）という病気とも似ていますが、迷路動脈の血栓症や梗塞症とは発症のあり方が異なること、温度刺激反応が高度に低下することから、この病気の鑑別ができます。

回転性のめまいを起こす病気の中では、発症は多いといえます。また、**吐き気や嘔吐を伴うことがあり、なによりめまいが激しい**ことから、救急で病院に運ばれるケースも少なくありません。

風邪の症状のあとにめまいが起こるため、要因はウイルスとも考えられていますが、明らかになっていないのが実情です。治療は点滴療法や薬物療法が中心になります。

タイプ

耳の病気 ⑥

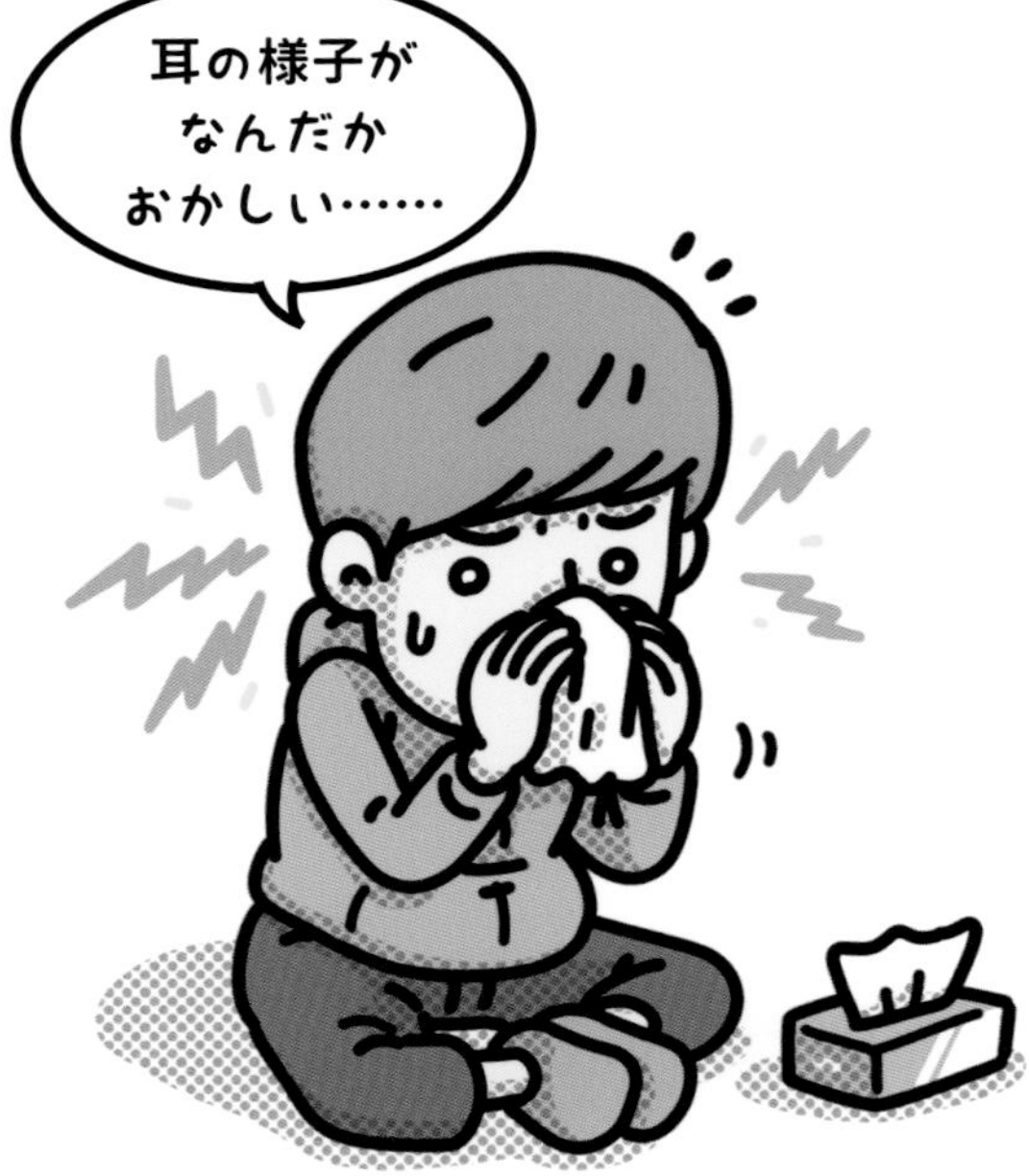

内耳の一部に穴があいて発症 外リンパ瘻《ろう》

内耳や脳脊髄に圧がかかり 聴覚と平衡感覚に障害が起こる

外リンパ液が内耳から中耳に漏出《ろうしゅつ》することによって起こります。**内耳の一部に穴があき、聴覚や平衡感覚の機能が障害される**病気です。

要因は、①内耳の脆弱《ぜいじゃく》な部分になんらかの外力が働いた、②骨折などの外傷、③奇形に伴うものが考えられています。誘引するものとしては、水中ダイビングやスポーツ、飛行機の搭乗、トイレでいきむ、くしゃみ、鼻をかむ、咳の力み、重いものを持ち上げたなど、

こんな症状が現れる！

タイミング　内耳に急激な圧の変化があったのち。

症状　回転性のめまいに耳鳴、難聴、頭痛が伴うが、個人差が大きい。

誘引の例　トイレでいきむ、鼻をかむ、水中ダイビング、飛行機の搭乗など、中耳や脳脊髄の圧が上昇することで誘引される。

その他　安静にして保存的治療で回復するケースが多いが、長期的に症状が現れる場合は、ほかに障害がある可能性も疑いたい。

中耳や脳脊髄の圧の上昇によるものが多く見られます。

聴覚と平衡感覚の機能に影響があるため、**めまい、耳鳴、難聴、頭痛などの症状があります。**以前までは外リンパ瘻の検査は困難だとされていましたが、診断法が確立されて鑑別できるようになっています。**内耳の穴は自然閉鎖する可能性もある**ため、脳脊髄の圧を下げる姿勢で安静にします。このとき、鼻をすすらない、鼻を強くかまないなどの注意が必要です。手術で穴を閉鎖するケースもあります。

外リンパ瘻は日常生活で誘引されることが多く、たとえ健康な人でも起こりうるものです。問診の際、誘引するようなことがあったかを伝えるようにしてください。

タイプ

脳の病気 ①

重大な脳血管障害の前触れ 一過性脳虚血発作

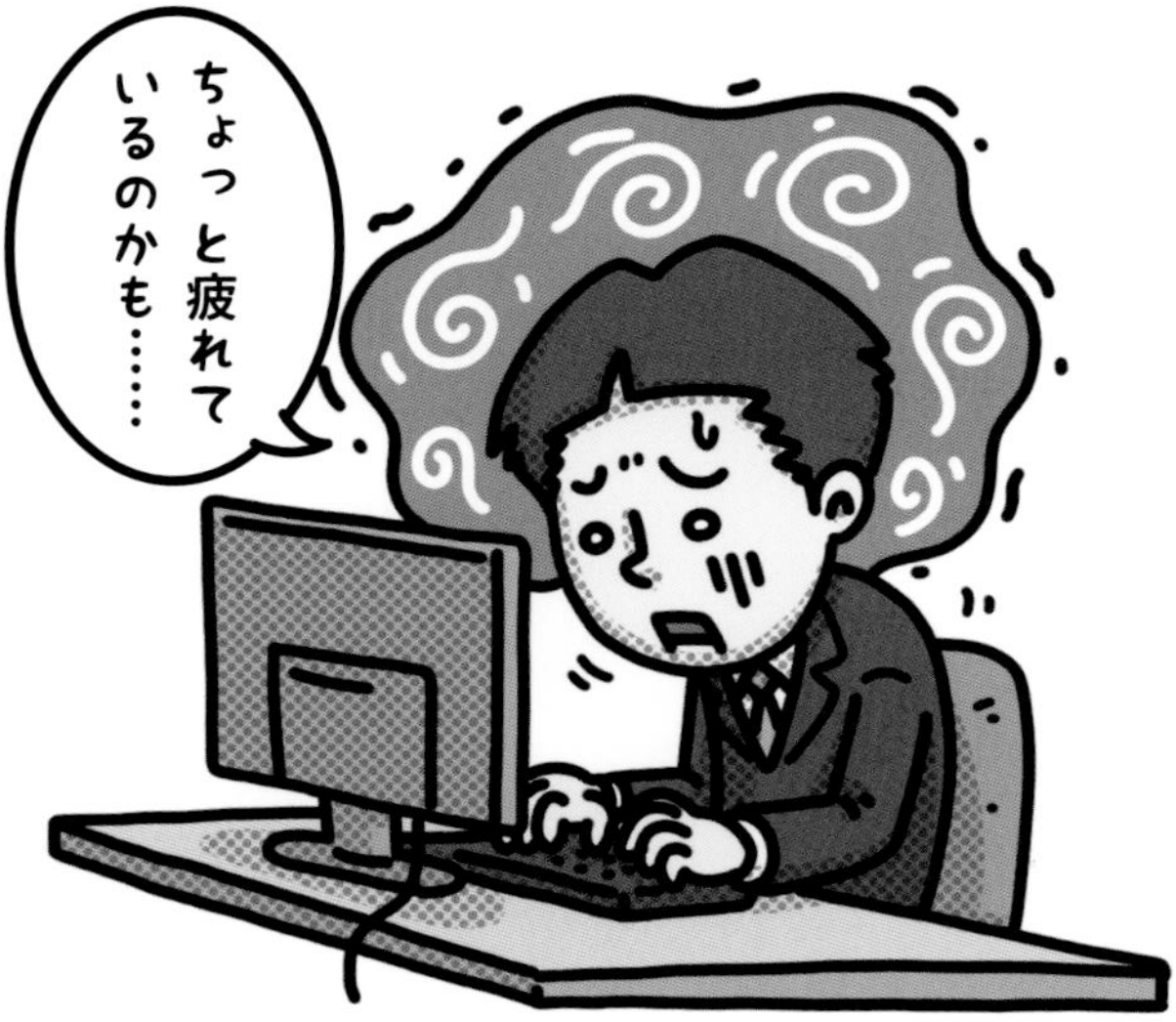

脳血栓症が進行して脳梗塞を発症することもある

なんのきっかけもなく、激しいめまいを繰り返し、吐き気や嘔吐を伴い、一瞬意識がなくなります。めまいは2〜15分でおさまり、体調は回復して障害の痕跡を残しません。耳鳴や難聴、運動失調はなく、反射の異常もなく、一過性であることから**適切に治療をすれば問題ないとされますが、放置したり、繰り返したりしている場合、重大な脳血管発作を招きかねない**ので注意が必要です。

こんな症状が現れる!

タイミング	きっかけはないが、血圧降下が引き金となる。
症状	激しいめまいと吐き気や嘔吐。血管のつまった場所によって回転性の場合もあれば、浮動性の場合もある。
特徴	つまった微小血栓が遠くに押しやられると、症状は一時的になくなるが、その後、めまいを繰り返す。
注意	めまいを繰り返す前に適切な治療をしなければ、脳血管障害を招いてしまう。

めまいが起こる要因は、血管のつまりです。動脈硬化により血液の繊維成分や血球、石灰質、コレステロールの結晶などがはがれて血管壁に血栓ができるのです。首の内側から脳にかけて走る内頸動脈系がつまった場合は浮動性のめまい（もしくは眼前暗黒発作）、首の後ろ側から脳底につながる椎骨脳底動脈系がつまった場合は回転性のめまいに襲われます。

いずれも一過性なのは、血管内に引っかかっている血栓が、やがて押し流されるからです。しかし、**繰り返されると血栓がたまる、つまり脳血栓症となり、さらに進行すると脳梗塞を招く**ことになります。

また、**めまいは血圧降下が引き金となり、寝起き、トイレにいったときなどに生じやすい**です。

タイプ

脳の病気 ②

生命の危険にさらされる脳血管系の障害

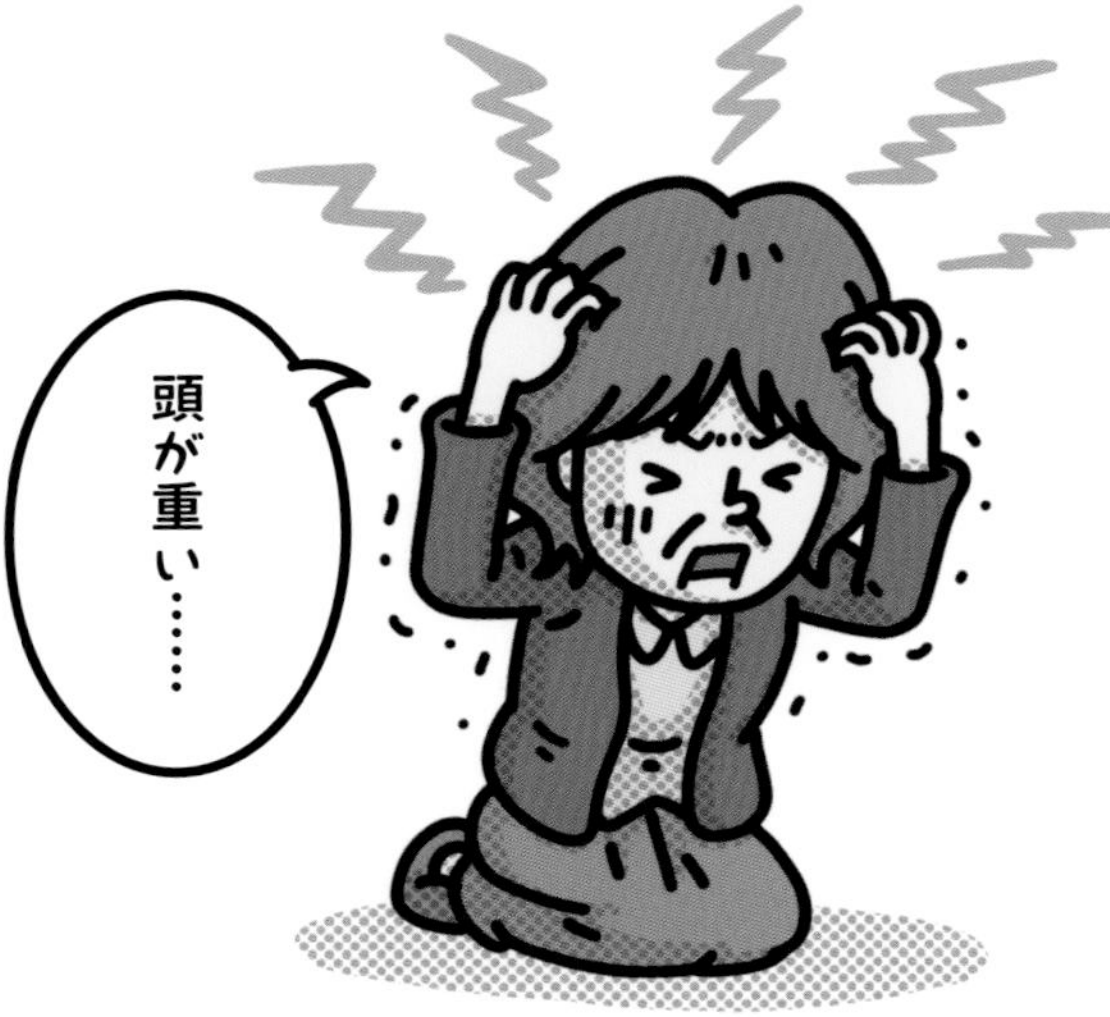

脳内の血管に異常が発生 めまいのタイプはさまざま

脳の障害がめまいの背景因子だった場合、めまいの症状は病変によってさまざまです。動脈硬化症は、脳組織の血液量が減少した状態で、その際、主にユラユラと揺れる動揺性のめまいが起こります。首をねじったときに回転性のめまいが現れることもあります。

脳出血の場合は、病変のある位置でめまいのタイプが異なります。脳は内頸動脈と椎骨脳底動脈で支配されており、前者は平衡感覚

こんな症状が現れる！

○ 脳血管系の病気の一例とめまいの特徴

脳梗塞

血圧降下が引き金となり、寝起き、トイレにいったときなどに回転性のめまいが起こりやすい。

脳出血

病変が内頸動脈にある場合は、軽度な動揺性や浮動性のめまい、椎骨脳底動脈にある場合は、激しい回転性のめまいが起こる。

くも膜下出血

頭蓋内の血管に病変がある場合は、動脈瘤の漏れや破裂によって動揺性や浮動性のめまいが現れる。

脳腫瘍

小脳や脳幹に変化しやすい性質の腫瘍がある場合は、激しい回転性のめまいが起こる。

めまいは生命危機のシグナル。
脳の病気は一刻も早く治療が必要！

と関係が弱いため、ここに病変がある場合は軽度な動揺性や浮動性のめまいが現れます。一方、椎骨脳底動脈は平衡感覚を司る各部位を通っているため、ここに病変があると天地が引っくり返るほどの激しい回転性のめまいに襲われます。

くも膜下出血で頭蓋内の血管に病変がある場合は、動脈瘤《どうみゃくりゅう》（動脈の血管の壁が薄くなりふくらんだ部分）からの血液の漏れや破裂によって、動揺性や浮動性のめまいが現れます。

脳腫瘍、特に小脳や脳幹に変化しやすい性質の腫瘍がある場合、回転性のめまいが起こります。ほかにも**脳の障害を背景因子としためまいは多々あり、いずれも生命危機のシグナル**。早期に治療しなければなりません。

タイプ

脳の病気
③

内耳の障害と別で予後不良
悪性発作性頭位めまい症

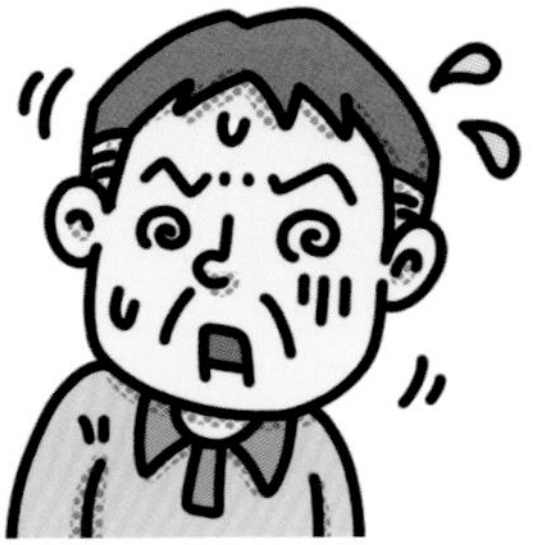

めまいやその他の症状の特徴

- 特徴1 ある頭位をとると、めまい、吐き気、頭痛が起こる。
- 特徴2 めまいがおさまっている間は、ほかの症状もほとんど現れない。
- 特徴3 頭を一方に傾けてアゴを引いた独特の姿勢になることが多い。
- 特徴4 病巣のあるほうを下にした頭位をとる（内耳疾患とは逆）。

病変は腫瘍や出血 激しいめまいが起こり続ける

　発作性頭位めまい症は3種類あり、内耳の中、特に耳石器に病巣がある「良性」については解説しました（P36）。これと同じようなめまいが現れますが、**病巣が主に小脳虫部にあり、腫瘍や出血が原因**なのが、悪性発作性頭位めまい症です。

　めまいの特徴としては、上記の内容です。さらに、眼振は良性のものとは異なり、頭を右に倒したときと左に倒したときとでは眼振の

良性発作性頭位めまい症とは異なる

中枢性（仮性良性）発作性頭位めまい症

小脳虫部の疾患で、症状の多くは脳梗塞の後遺症。めまいや眼振は良性と似ており、一過性である。治療法や予防法は良性のものとは異なる。

悪性は良性や中枢性とは眼振が異なる

良性や中枢性は、寝たときと起き上がったときでは逆回りになる、反対旋回性の眼振。悪性の場合は、頭を右に倒したときと左に倒したときとでは眼振の方向が変わり、常に上（逆の耳のほう）に向かう。

ブルンスの頭位

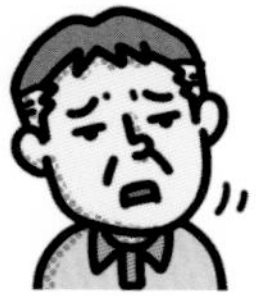

頭を健全な側に傾けるとめまいに襲われるので、アゴを引き、かたくなに患部側を下にする、首をかしげた姿勢をとる。

方向が変わり、常に上（逆の耳のほう）に向かいます。また検査の際、めまいが起こった頭位を繰り返しとってもらうと、良性のものとは異なり、そのたびにめまいが現れます。

脳の腫瘍によってめまいが生じている場合は、同時に頭痛や吐き気、嘔吐を伴い、患者さんはめまいの出ない姿勢（ブルンスの頭位）を執拗にとりたがります。出血がある場合は、枕が低いと激しい回転性のめまいを誘発することがあります。**苦痛を伴う症状が出続けるだけでなく、病変が腫瘍や出血である場合、病気の回復の見通しが悪くなってしまいます。**

なお、良性と症状は似ていますが、小脳虫部に疾患のあるものを「中枢性（仮性良性）発作性頭位めまい症」と呼称し、区別して扱われています。

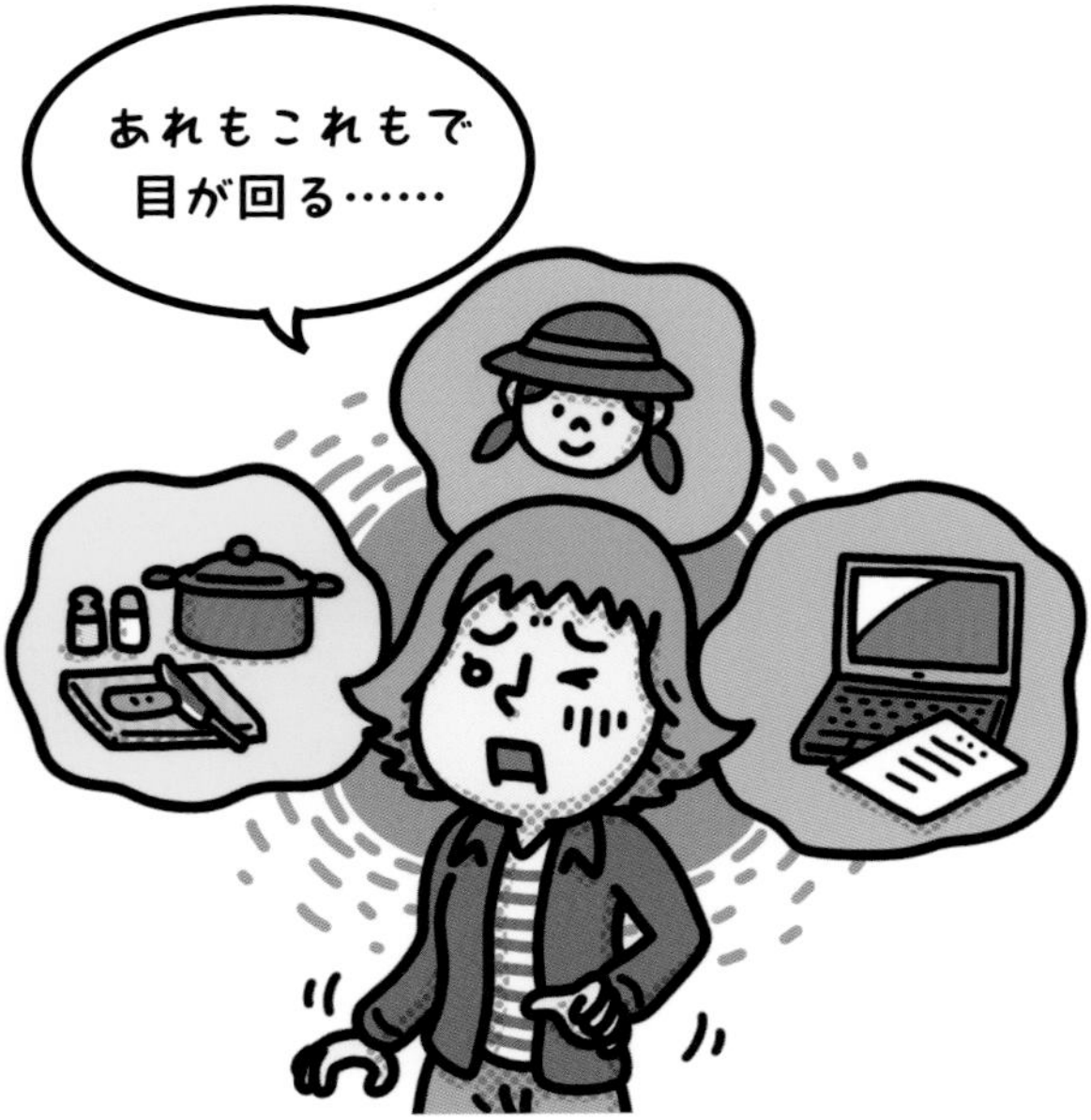

タイプ

その他病気①

ストレスが要因となるめまいと病気

自律神経の異常は体の各器官に影響を及ぼす

めまいを伴う障害はもちろん、ほとんどの病気に自律神経が関与しています。この自律神経に異常をもたらす要因のひとつが、ストレスです。

本書の冒頭でも解説しましたが、めまいを経験する人は増え続けています。これは仕事や子育て、家事、学業、またすべてにおける人間関係で過剰なストレスがかかっていることが大きな要因でしょう。もちろんストレス

ストレスから生じる体の異常

異常
1 循環不全

循環器に障害が発生する。肺でのガス交換が滞り、静脈が掃除されない状態になり血液がドロドロに。血流が悪くなり、低血圧、基礎体温の低下、目もとが痙攣するなどの症状も出る。

異常
2 体が酸化する

活性酸素を抑制する抗酸化物質が増えなくなり、細胞の働きが低下する。血行不良をはじめ、体のあらゆる機能に支障をきたす。アレルギーを助長することもある。

立ちくらみもひとつの症状

立ち上がったときにフラッとする現象。血液が下のほうにたまることで血圧が下がり、脳に流れる血液量が減ることが原因。脳貧血ともいわれる。睡眠や休養をとって症状が出なければ一過性のものだが、繰り返される場合は脳の病気を疑うべき。

がかかっているだけで、めまいが発症するわけではありません。ただ、**ストレスは循環不全や体の酸化を進行させ、めまいが起きやすい状態を作りだしてしまいます。**

めまいは治療することができますが、再発を防ぐことも重要になります。予防対策はさまざまありますが、その中のひとつがストレス発散です。**ストレスは疲労を誘引するもの**でもあり、ためていいことはなにもありません。

また、**血圧の変化の誘因のひとつもストレス**です。血圧はめまいと深く関与しています。過度なストレスを抱えている時点で健康とはいえないでしょう。それくらい体に悪影響を及ぼすものなのです。

タイプ

その他病気 ②

うつなどの精神疾患による心因性のめまい

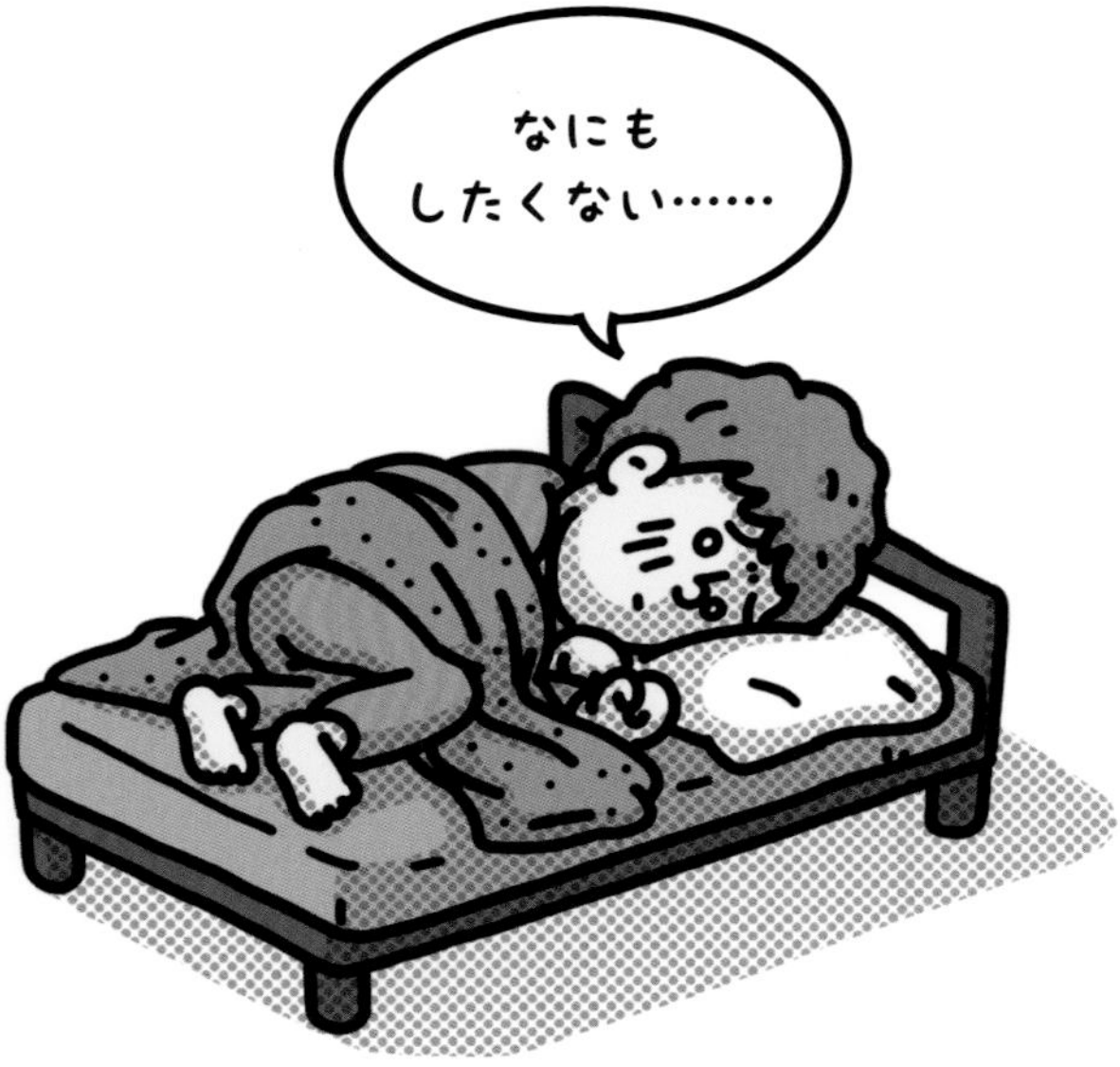

心も体の重要な機能
精神疾患が関与していることも

自律神経系は、胃や腸などの内臓、心臓や血管などの循環器系をコントロールする役割があります。ここに変調をきたすと、めまいや吐き気、嘔吐などが起きます。この自律神経系の変調は、うつ病などの精神疾患がある場合によく見られます。

　めまいの克服を目指す際、心療内科とタッグを組むことが増えています。例えば、めまいの症状があり、CT検査やMRI検査を受

めまいが先か、精神疾患が先か？

ケース①

耳や脳が原因でめまいが起き、心も不安定になる

めまいやそれに伴う症状の苦痛、いつ起こるかわからないという不安、日常生活に支障をきたすストレスなどから精神疾患を招くことがある。

ケース②

不安や精神疾患の影響で、めまいが発生する

自律神経の働きが低下したり、バランスが乱れたりすると、内臓や循環器に変調をきたし、脳や内耳に障害が生じることがある。

けても「異常なし」の判定が出ることがあります。内耳の検査は別として、こうした場合、精神疾患も疑う必要があります。実際に近年、**フワフワする浮動性のめまいに悩む人**（P80参照）**が増えており、この人たちに精神疾患があることは少なくありません**。精神疾患が要因となってめまいを起こすものを「心因性のめまい」と呼ぶことがあり、その背景には先述のストレスも含まれています。

また、**めまいは「いつ起こるかわからない」という不安を助長させる**もので、それが原因でうつ病やうつ症状が現れるケースもあります。治療はその側面も踏まえて行います。このようにめまいと精神疾患は、常に隣り合わせの関係にあるといえるでしょう。

タイプ

その他病気③

目や足、婦人科系など脳や耳以外の要因で発生

さまざまな要因によって血液の循環が阻害される

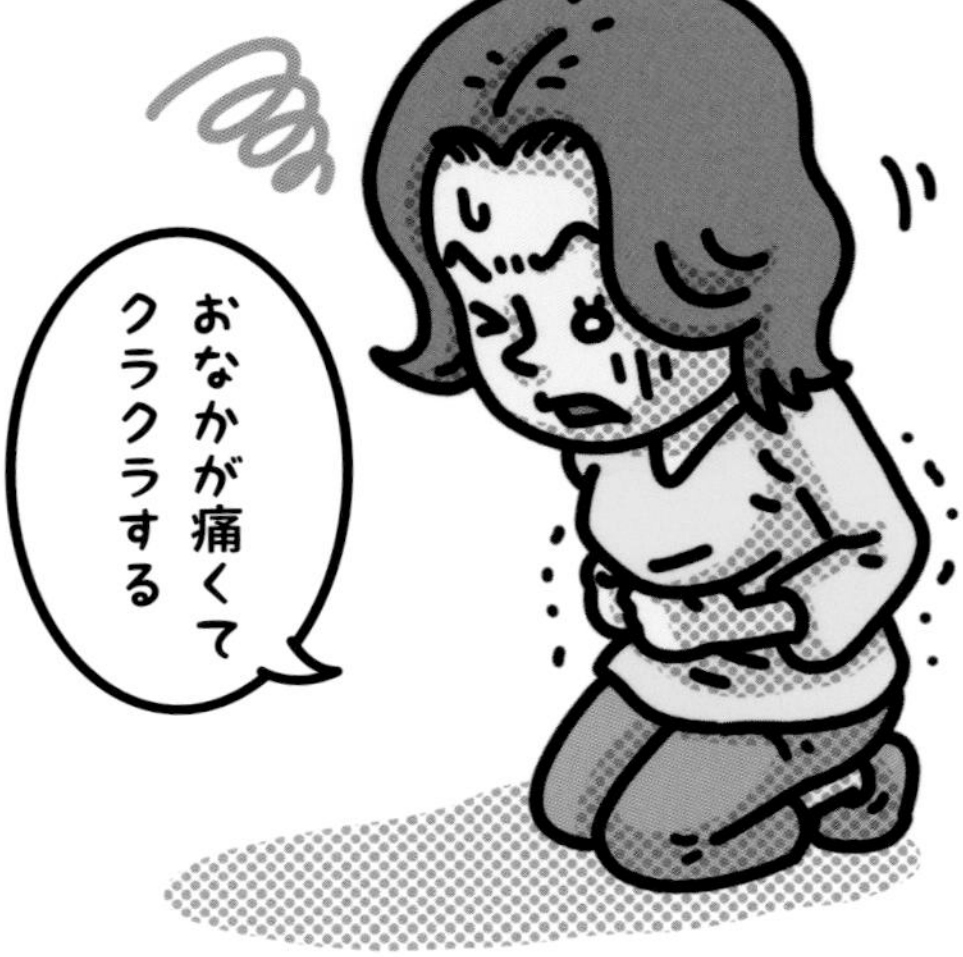

私たちの体の平衡感覚は、内耳にある前庭迷路や、目、筋肉や関節にある感覚器官から整然とした情報が脳に送られ維持されています。めまいが起こる背景因子は、内耳や脳、精神的なものだけではありません。

例えば**感覚器官の目や足底部の異常**です。眼精疲労によってめまいが起こることもあります。これは生活習慣が起因していることもありますが、目の病気が原因の場合も少なく

耳と脳の異常だけが要因とは限らない！

○ 耳や脳の要因以外でめまいを起こすもの

目の病気

眼精疲労により、感覚機能が低下したり乱れたりして脳へ不適切な情報が伝わってしまう。

足底部（深部感覚）

足底部の神経に障害があると、感覚機能が変調をきたし、脳への情報伝達が狂う。

頸椎や筋の異常

首・肩こりなど血液循環を阻害している状態にあると、脳や内耳の機能に悪影響を及ぼす。

婦人系

自律神経やホルモンバランスの乱れにより、内臓や循環器に障害が起きる。精神面への影響も出る。

更年期障害

血圧変動、疲労物質の蓄積、自律神経やホルモンバランスの乱れなどから血液循環の障害を招く。

メタボ

血圧の変動、血液循環の阻害などにより、脳梗塞、動脈硬化系疾患を招き、脳の障害につながる。

ありません。また、足が慢性的にしびれているなど、足底部の神経に障害がある場合も平衡感覚を狂わせます。頸椎に異常があり、血液の循環を阻害するような症状も同様です。

月経や妊娠・出産などの婦人系、更年期障害、ホルモンバランスの乱れなどは自律神経によるコントロール機能に変調をきたすことがあり、内臓や循環器の障害、心因性の疾患につながることもあります。

脳卒中や動脈硬化が原因となる疾患の危険性を高める**メタボリックシンドロームも、めまいの背景因子のひとつ**です。血圧の変動、血液循環の阻害など、めまいの発症云々にかかわらず、健康を害するものであることはいうまでもありません。

タイプ

その他病気 ④

自律神経が変調して起きる乗り物酔い（動揺病）

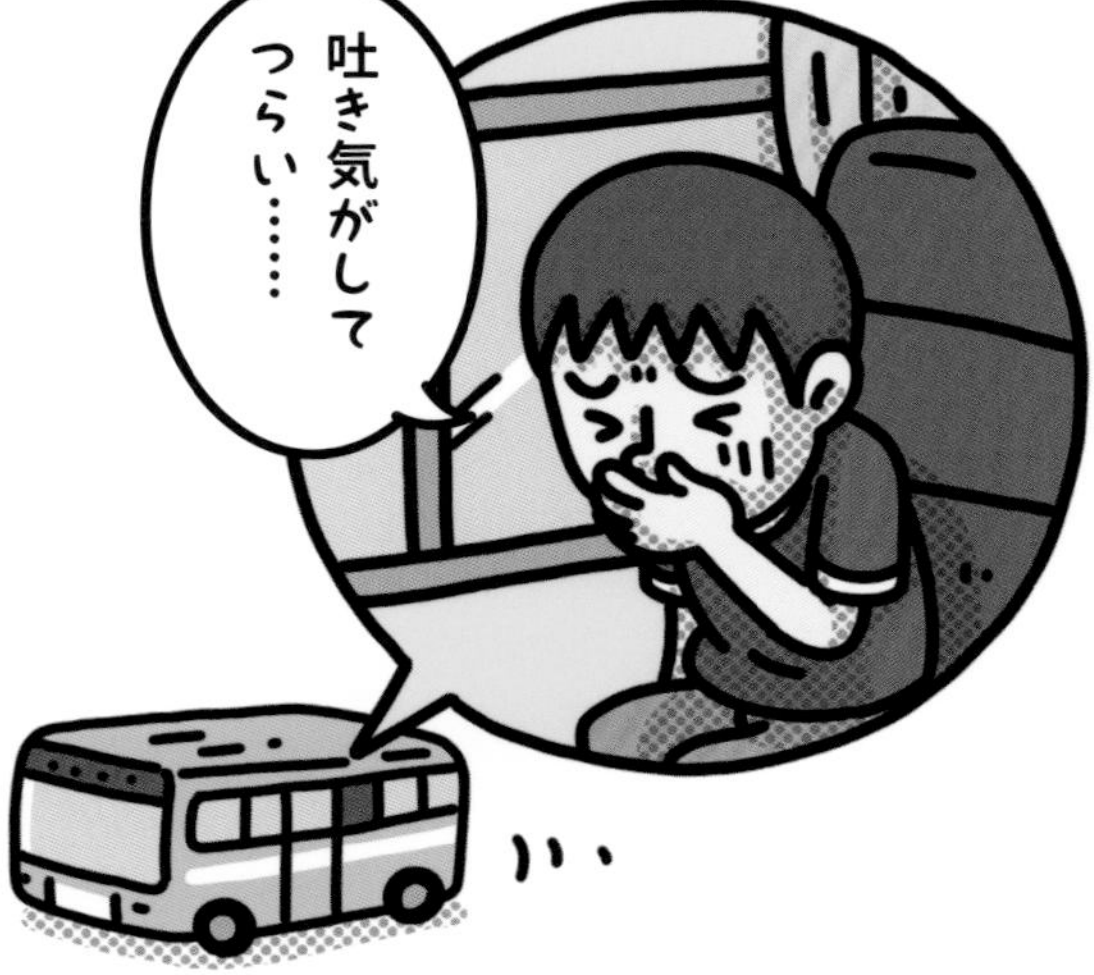

前庭小脳の限界を超えるとさまざまな症状が現れる

めまいが起こっている状況を端的に表すと、平衡感覚の異常です。健康な人でもめまいを起こすのは、日常生活で平衡感覚の異常がたびたび起きているから。そのひとつが乗り物酔いで、これもめまいの一種なのです。

　乗り物酔いは、内耳の前庭迷路からの刺激と、目からの刺激によって起こります。まず、**前庭迷路が感じる揺れの加速度や周期がその人の限界を超えます**。すると、胃や腸などの

乗り物酔いをもたらす“限界”の決定

○ 4つの決定で“限界”が作られる

前庭迷路

リンパ液がかき回されたような状態になり、揺れの加速度や周期がその人の限界を超える。

目

刺激が加わりすぎる（情報が多すぎる）と、錯覚を起こす。

前庭小脳

前庭迷路や目からの情報が多すぎたり、間違っていたりすると、調節しきれずに大脳に誤情報を伝える。

心理状態

「酔うかもしれない」という不安から自律神経系に変調をもたらす。

内臓と、循環系をコントロールしている自律神経系が変調をきたし、めまいや吐き気の症状が現れるのです。特に船や飛行機に乗っている場合、前後、左右、上下とあらゆる方向に揺れます。すると、前庭迷路の中にあるリンパ液がかき回されたような状態になり、いっそう酔いやすくなるわけです。

さらに**目からの刺激が加わりすぎると、錯覚からめまいを起こします**。駅に停車している電車内で、反対方向に進んでいる電車を見ていると、自分が乗っている電車が動きだしたように感じることはありませんか？　これも錯覚です。前庭迷路や目からの情報は、前庭小脳で調節されますが、**その人の持つ限界を超えると、大脳に正しい情報が伝わらず、混乱する**のです。

タイプ

その他
病気
⑤

事故や病気の治療、薬が原因でめまいが起こることもある

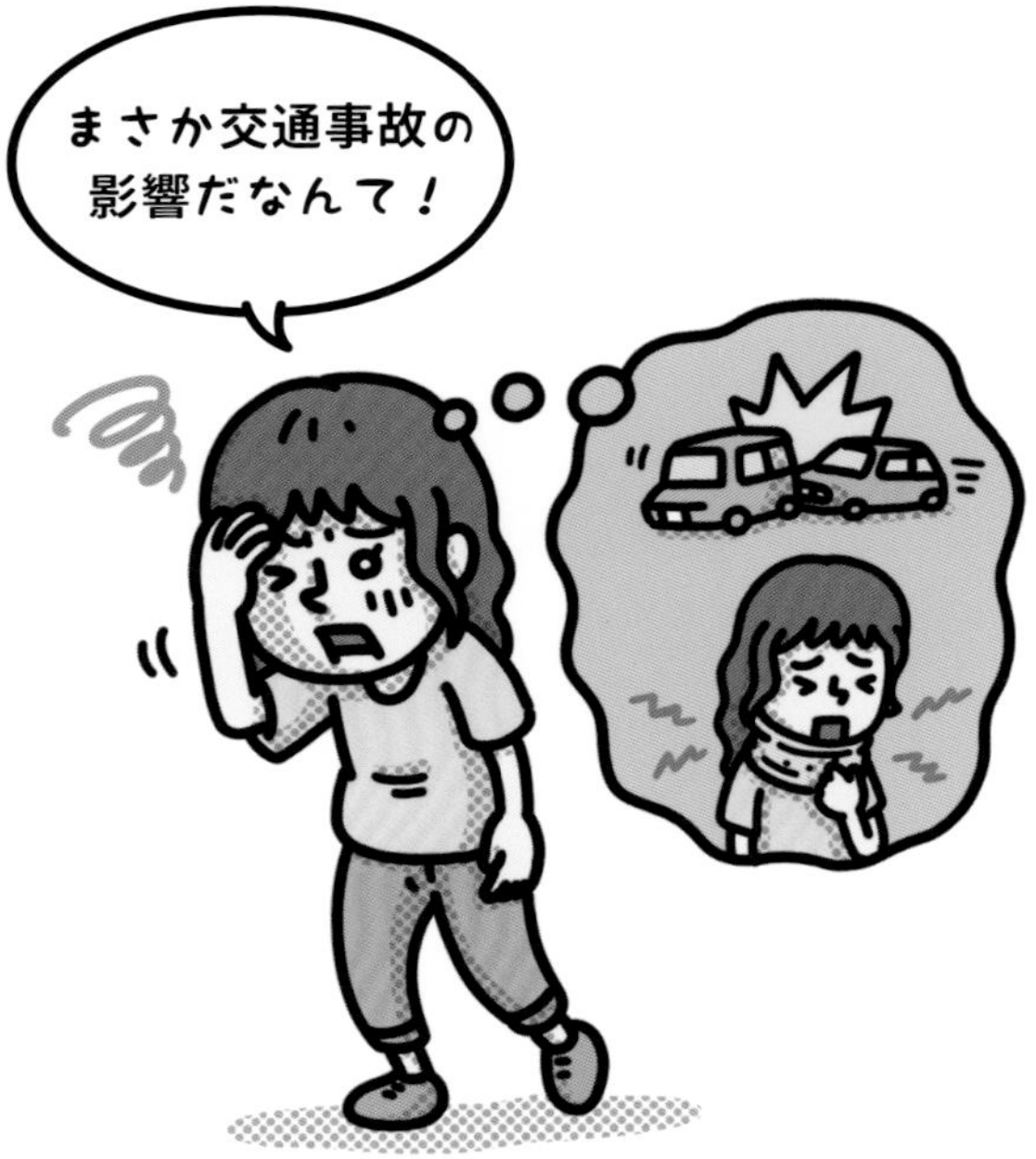

内耳や脳に衝撃が加わり障害が生じてしまう

衝突や打撲、墜落などによって頭部外傷が起きると、内部のリンパ液が過度に振動し、めまいを起こすことがあります。鼓膜裂傷や中耳損傷、耳小骨離断、耳出血の併発、脳幹や小脳の障害もめまいを誘引します。

首への外傷、一般的に「むち打ち症」と呼ばれるものもめまいを誘発させます。その理由は、①首（頸部）の交感神経の緊張が高まるため、②椎骨動脈の流れがスムーズでなくな

めまいを発症させる、そのほかの外的要因

音響外傷・振動障害

強大な音響を聞くと、音圧によって内耳に障害が発生し、難聴とともにめまいを引き起こすことがある。爆発音や建設工事の音、ライブの音のほか、長時間のイヤホンでの音楽鑑賞、電話などもめまいを誘引する。

病気の治療・薬の服用

結核の特効薬として使われる抗生物質は内耳に対する毒性が強く、良性発作性頭位めまい症を起こすことがある。また、抗痙攣剤や抗てんかん剤も中脳症状を引き起こす可能性がある。これらには個人差がある。

アルコールや有機溶剤

塗装などに使われる有機溶剤や、アルコールは小脳に障害をきたし、めまいを誘発させることがある。慢性アルコール中毒で見られる平衡障害は、小脳が萎縮することに起因している。

るため、③首から内耳、脳にかけての血管運動神経が刺激され、脳の循環障害や耳鳴を起こすため、と考えられています。これらは外傷を負った直後に現れるめまいの要因で、**数日後に起こるようなめまいには、また別の理由があります**。

首に突然強い刺激が加わると、大脳の一部や小脳が傷つきます。これにより神経細胞の消失や萎縮、神経線維の変性や断裂が起こります。脳幹においては軽い出血などにより脳浮腫ができます。さらに内耳の耳石器に強い遠心力も加わっており、めまいを起こすわけです。

ほかにも、**音響外傷や振動障害、病気の治療の影響、薬の副作用、アルコール**など、さまざまな外的要因があります。

タイプ

その他病気 ⑥

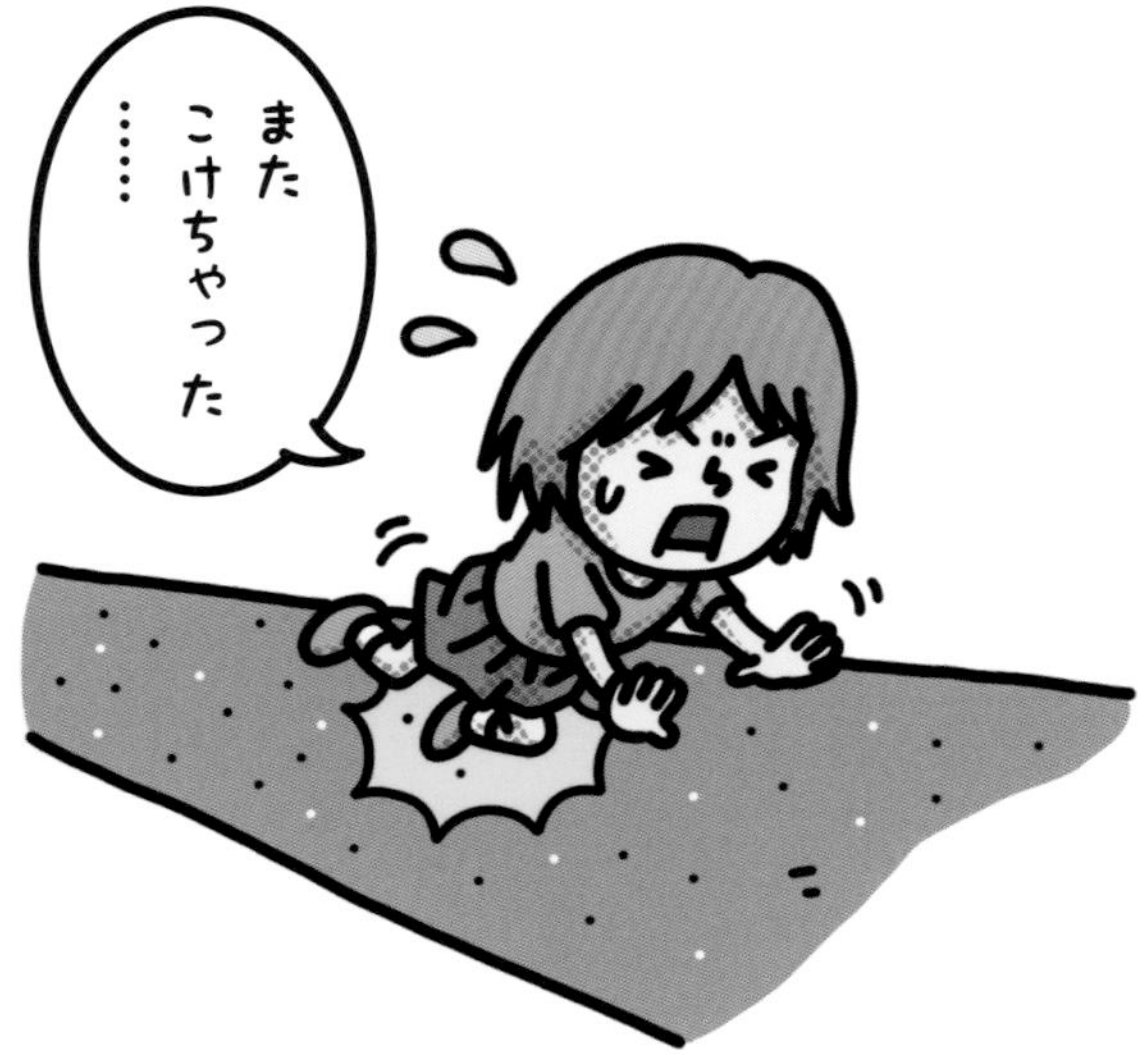

成長過程でも変わる大人と違う子どものめまい

子どものメニエール病はまれ 先天性、脳腫瘍は早期発見を！

ひとくちに子どもといっても乳幼児、学童期、思春期によって対象となる病気が異なります（P151参照）。とりわけ乳幼児は、めまいの症状を訴えることができないため、**歩行障害や転ぶことが頻繁にあれば、保護者がめまいを誘発させている要因があることを疑う必要があります**。

また先天性の要因もあります。例えば、「先天性眼振」は、遺伝のほか、母胎にいるとき

子ども特有のめまいの要因の例

先天性眼振	生まれつき無意識に眼球が揺れている症状。早い時期に適切な診断をしないと、視力をはじめ、斜視など目に関する障害、精神発達の遅延をきたすことも。
起立性循環調整障害	いわゆる脳貧血。特に思春期に多く、体の成長に自律神経が追いつかないために起こる。発作性頭位めまい症を訴える場合は、頭部外傷に起因するものなのか、心臓疾患によるものなのか、検査で判定することが重要。
心因性	子ども社会でもストレスがかかることが多くなっており、めまいの症状に対する治療のほか、精神疾患の治療も必要になる。メニエール病と誤診されることもあるが、15歳以下ではほとんどない。

※そのほかの病気については、P151参照。

や出産時になんらかの異常が発生したことが要因と考えられています。ほかにも半規管が生まれつきない「両側半規管欠損」も注意深い経過観察が求められます。

成人と異なる点は、**メニエール病を発症することがまれ**であること。一方で、**子どもの脳腫瘍は悪性のものが多く、進行が速いので、より早期発見が重要になります。**心因性のめまいにおいても保護者が見逃さないように注意してほしいことです。

日常生活で注意してほしいのが、プラスチック模型作りです。換気の悪いところで接着剤を使用していると、有機溶剤中毒症を招くことがあり、めまいのほかに、頭痛、目のかすみ（ものが二重に見える）、吐き気などが現れます。

タイプ

その他病気 ⑦

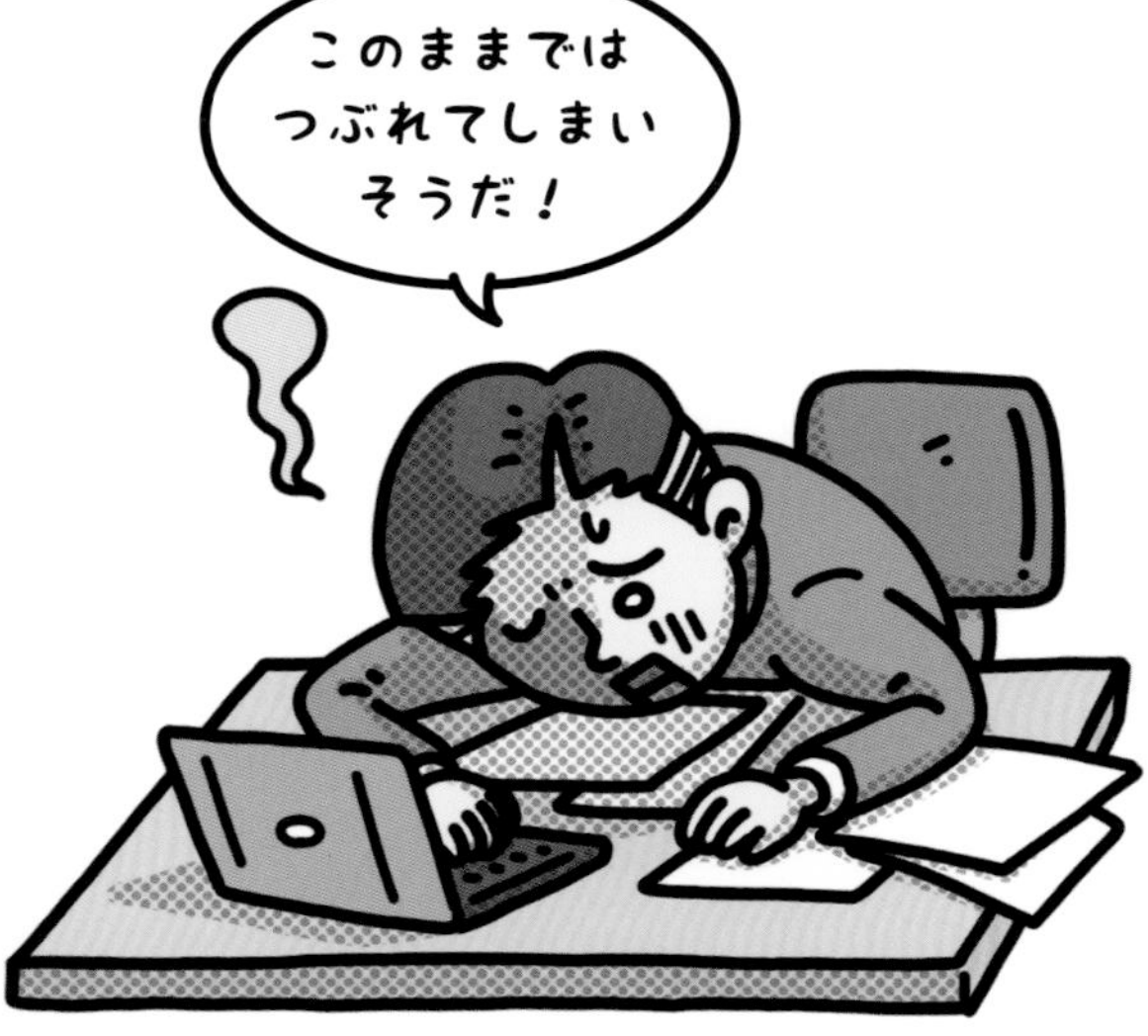

失神発作を招く不整脈、てんかん、頸《けい》動《どう》脈《みゃく》洞《どう》症《しょう》候《こう》群《ぐん》

循環障害によって一時的に意識を喪失する

メニエール病に代表されるように、内的要因と外的要因のどちらかにかかわらず、**内耳障害を起こす前の過程で自律神経失調の状態になっていることがあります**。過度なストレスがかかっている、もしくは自律神経失調症を患っているのであれば対処しなければなりません。めまいの要因が不明のケースで、これらが関係していることが多々あるのです。

例えば自律神経は心拍をコントロールする

自律神経の失調から失神発作を招く

自律神経失調症

自律神経のバランスがくずれることで起こるさまざまな症状の総称。ストレスなどが原因で睡眠障害や疲労、頭痛、動悸、下痢や便秘、冷え、めまいのほか、うつ、情緒不安定など精神的な症状が現れる。

不整脈

脈が速くなる、遅くなる、予定されていないタイミングで生じるなど、正常な脈拍とは異なるタイミングで起きる状態。血液系の病気に深く関わる。

てんかん

脳の神経細胞の興奮が過剰に発生する部位が生じ、意識消失を繰り返し引き起こす。脳梗塞や脳出血、脳腫瘍のような脳の病気が原因の場合もある。

頸動脈洞症候群

頸動脈洞は首の血管である内・外頸動脈が分かれる前にある小さなふくらみ。ここが刺激・圧迫されたことにより、発作を起こす。

ことにも働きますが、失調すると**不整脈**が出現することがあります。すると一時的に意識を失うめまいを起こすことも。**てんかんの発作**も似たような症状が現れます。また、頸動脈洞を刺激・圧迫されて起こる病気（**頸動脈洞症候群**）の疑いもあります。これらから生じる**めまいは失神発作といわれ、つまり一時的な意識喪失を伴います**。

先にも述べましたが、CT検査やMRI検査で「異常なし」とされても、背景因子を心因性だけだと決めつけるのは軽率です。2章で詳しく説明しますが、要因を見つけるには執拗な問診が不可欠。仮にめまいの症状が軽かったり、一時的におさまっていたりしても経過を見守り、再度受診してください。適切な処置が大発作を防ぎます。

タイプ

その他病気 ⑧

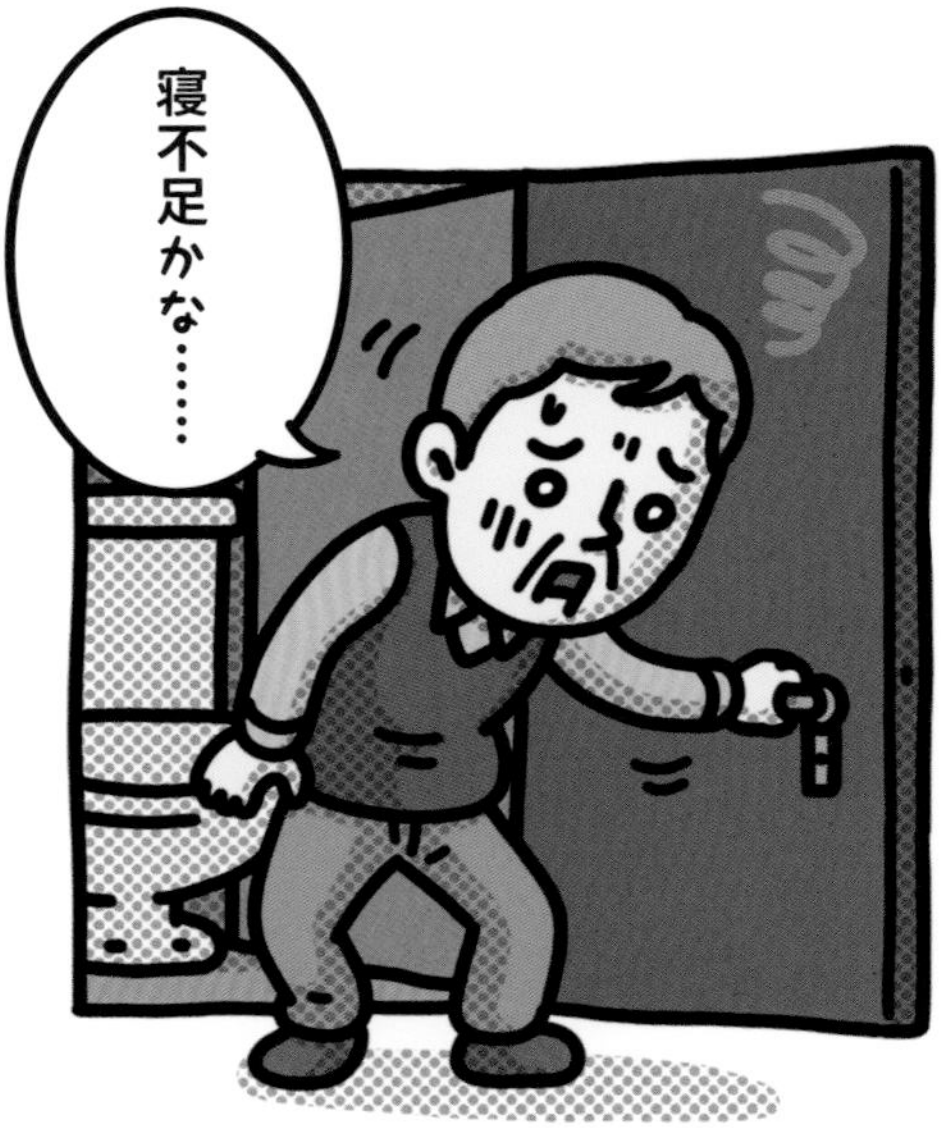

めまいは血圧との関係が深い 低血圧、高血圧とも要因に

血圧の変動が異常を招く 降圧・昇圧剤の服用にも注意

めまいを引き起こす要因のひとつが、血流の阻害です。これは血圧も関係しています。回転性のめまいは、低血圧と関係しているものが少なくありません。

例えば、メニエール病や突発性難聴の一部、良性発作性頭位めまい症など内耳の疾患を持つ多くの人が低血圧の傾向にあります。**目覚めたとき、排尿後など血圧が下がるタイミングでめまいが起こります**。高齢者の場合は、座

低血圧、高血圧それぞれのめまいの傾向

○ 低血圧の傾向

めまい 回転性が多い。寝起き（朝）、排尿後に現れやすい。

病気 メニエール病、突発性難聴、一過性脳虚血発作、動脈硬化、起立性低血圧など。

○ 高血圧の傾向

めまい 浮動性のものが多い。降圧剤の服用で回転性が現れることもある。精神的不安や降圧剤による血圧変動時に現れやすい。

病気 脳梗塞、精神疾患など。

り姿勢や寝た姿勢から立ち上がったときに血圧が急低下するので注意が必要です。降圧・昇圧剤の不適切な使用がめまいを誘引することも覚えておいてください。**普段は高血圧だとしても、血圧の急低下によってめまいが生じることもある**のです。

一方で、高血圧に見られるのは、フワフワする浮動性のものや、目がチラチラするものなど、めまいのタイプは不定です。低血圧と同様に血圧の変動が大きいと脳の血流に異常が生じると考えられます。**降圧剤の中には、立ち上がったときに血圧の上昇が追いつかず、脳への血流量が減って起立性低血圧を引き起こすこともあり、この場合、多くは眼前暗黒発作が生じます**。

タイプ

その他病気 ⑨

背景因子を特定されずに病名を鑑別されるのは危険

深刻な病気がひそんでいるかも!? 脳腫瘍は見逃されやすい

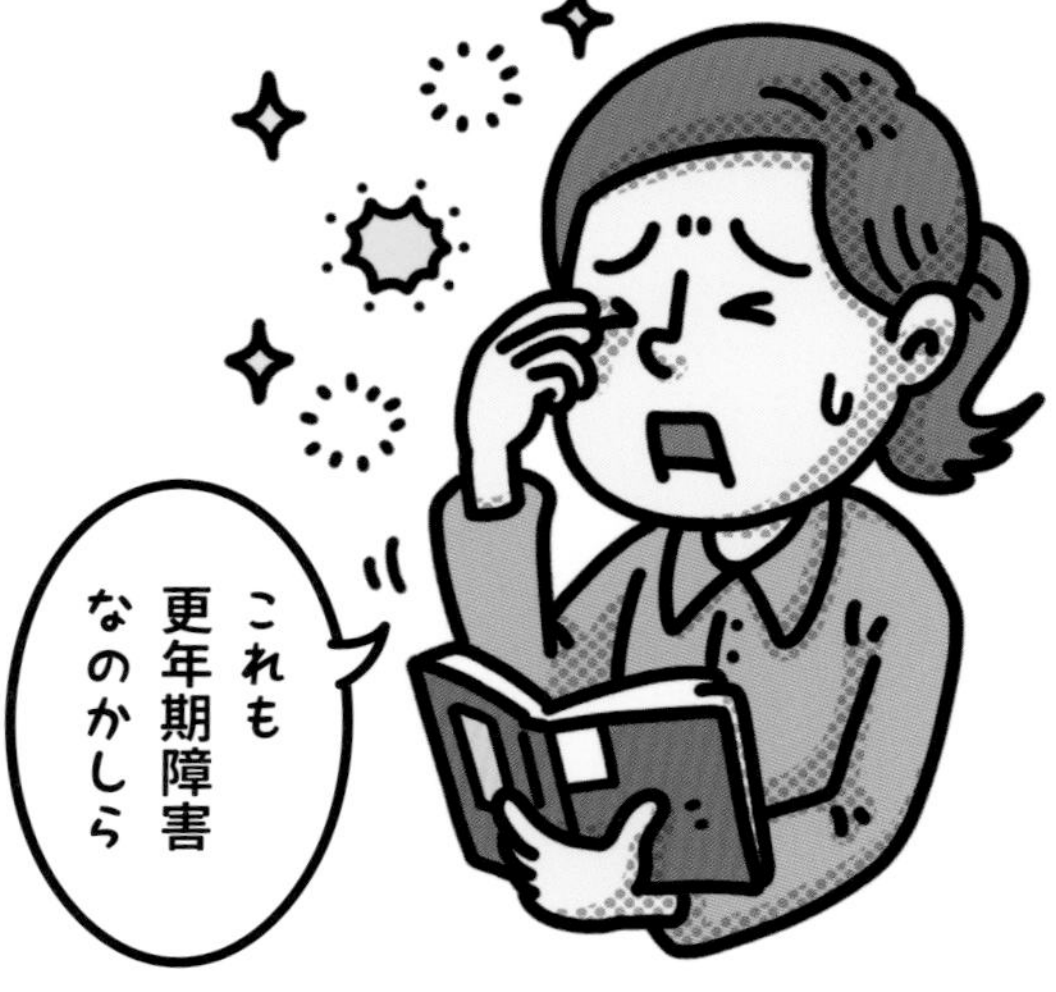

疲れやストレス、更年期障害、加齢などを理由にして、めまいの正体（背景因子）を突き止めないこともあると聞きます。仮に疲れが要因だったとしても、それに起因するものがあるはず。一方で背景因子が特定されないまま病名が診断されることも危険です。血流や血圧、循環器に異常がある場合、さまざまな病気が疑われるべきですよね。これらは**診断の枠にぴったりはまらない事情がある**のです。

背景因子は必ずあり、ひとつだけとは限らない

○ 背景因子を探しだすには？

問診

医師はさまざまな問いを患者に投げかけ、患者の反応から背景因子の可能性を導きだす。

↓

検査

問診結果を受け、耳や目、脳などの検査を行い、どこに異常があるか見ていく。

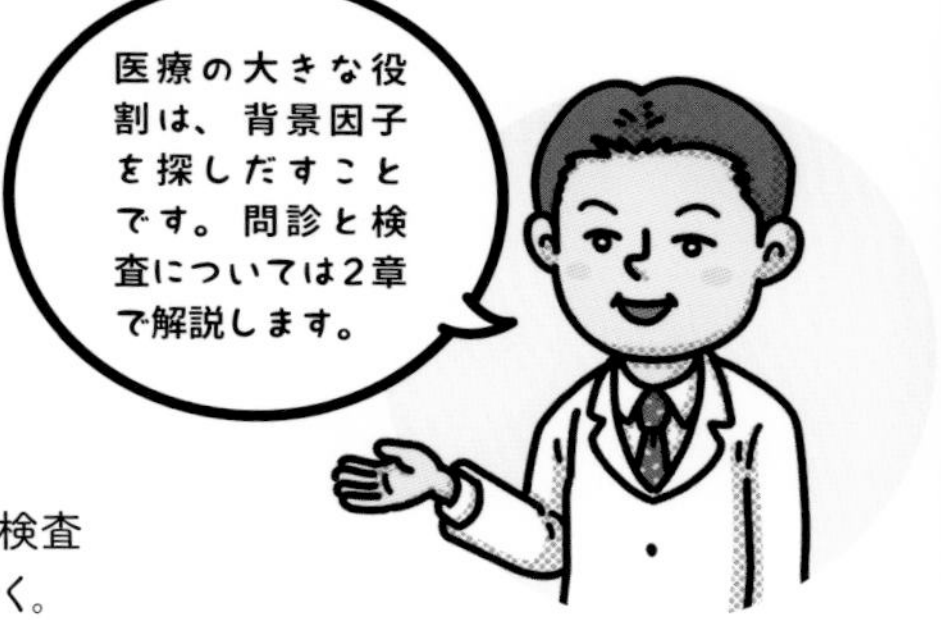
医療の大きな役割は、背景因子を探しだすことです。問診と検査については2章で解説します。

背景因子を探っていけば、疑いのある病気を取り上げることができます。

また、見逃されやすいものに脳腫瘍があります。特に子どもの場合は、脳の発達の問題が注視され、発見されないこともあるようです。**大脳や小脳・脳幹の腫瘍は小さいうちは発見されにくく、眼振も出ないので見逃されやすい**という実情もあります。

目を向けるべきなのは、体のあらゆる機能が正常に働いているかという点です。例えば、PET（positron emission tomography）という陽電子放出断層撮影による検査では、ブドウ糖代謝などの機能から異常を見て、診断の精度を高めます。病名探しより大切な背景因子の視点を持つこと。そのためには問診と検査が欠かせないのです。

タイプ

その他病気 ⑩

ヘルペスウイルスが原因で めまいや耳鳴が起こる

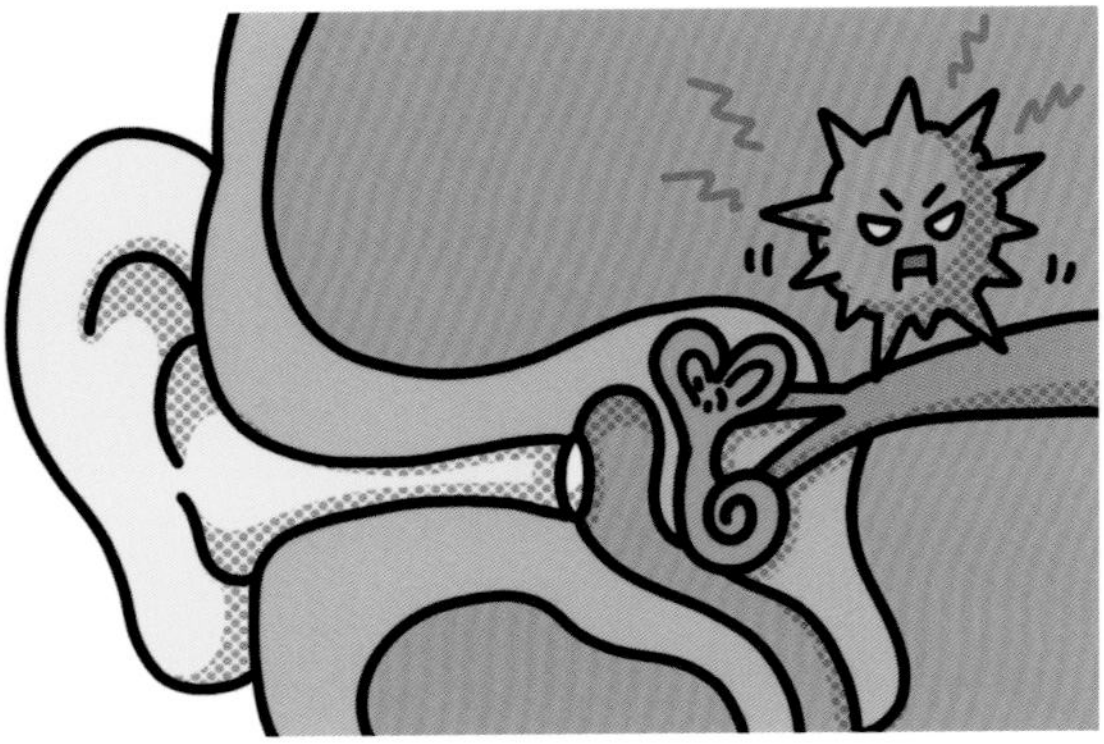

ヘルペスウイルス

人間が感染するものは数種類あり、その中で多いのが単純ヘルペスウイルス。帯状疱疹は皮膚や粘膜に小水疱やただれを主体とする病変が生じる。

前庭神経に障害が起きる ほかの背景因子がある場合も

知覚神経のある部分ならどこにでも発症するのがヘルペスウイルス。その多くは単純ヘルペス1型（HSV1）という種類で、子どものころに獲得し、感染が生涯にわたります。**疲れやストレス、風邪などで免疫力が低下したときに現れ、**口の中に出現することが多いウイルスです。

このヘルペスウイルス（帯状疱疹《たいじょうほうしん》ウイルスの場合もある）**が内耳に現れることもあり、これが**

ヘルペスウイルスの実態

体への獲得	○子どものころに獲得し、常に存在している。 ○増えたり減ったりと変動する。 ○他人には感染しない。
発症の要因	疲れやストレス、風邪をひくことなどにより免疫力が低下すると現れることが多い。
めまいとの関連	片耳に現れ、内耳神経の障害が発生。耳の奥に現れると痛みが強くなり、めまいやふらつき、耳鳴が大きくなる場合がある。まれに顔面麻痺の症状が出ることもある。
病気	メニエール病、前庭神経炎、突発性難聴など内耳の障害による病気。

要因でめまいを起こします。特に耳の奥に出現すると痛みが強くなり、めまいやふらつき、耳鳴がひどくなる場合があります。またぬまいは2週間くらい続くこともあります。

ヘルペスウイルスは耳の片側にしか発症しないため、内耳の障害によるめまいだとは推定できますが、メニエール病、前庭神経炎、めまいを伴う突発性難聴など、病気の種類はさまざまで、検査しなければ正確には鑑別できません。また、めまいの背景因子がヘルペスウイルス以外にもあることが考えられ、検査で突き止める必要があります。**高齢になると免疫力の低下でヘルペスウイルスが再活性化し、内耳神経に障害が出やすくなる**ので、症状が出たら早めに検査を受けましょう。なお、治療は抗ウイルス剤の内服になります。

タイプ

その他病気 ⑪

自覚症状だけが続く持続性知覚性姿勢誘発めまい

慢性期の浮動性のめまい 集中力を奪い取る

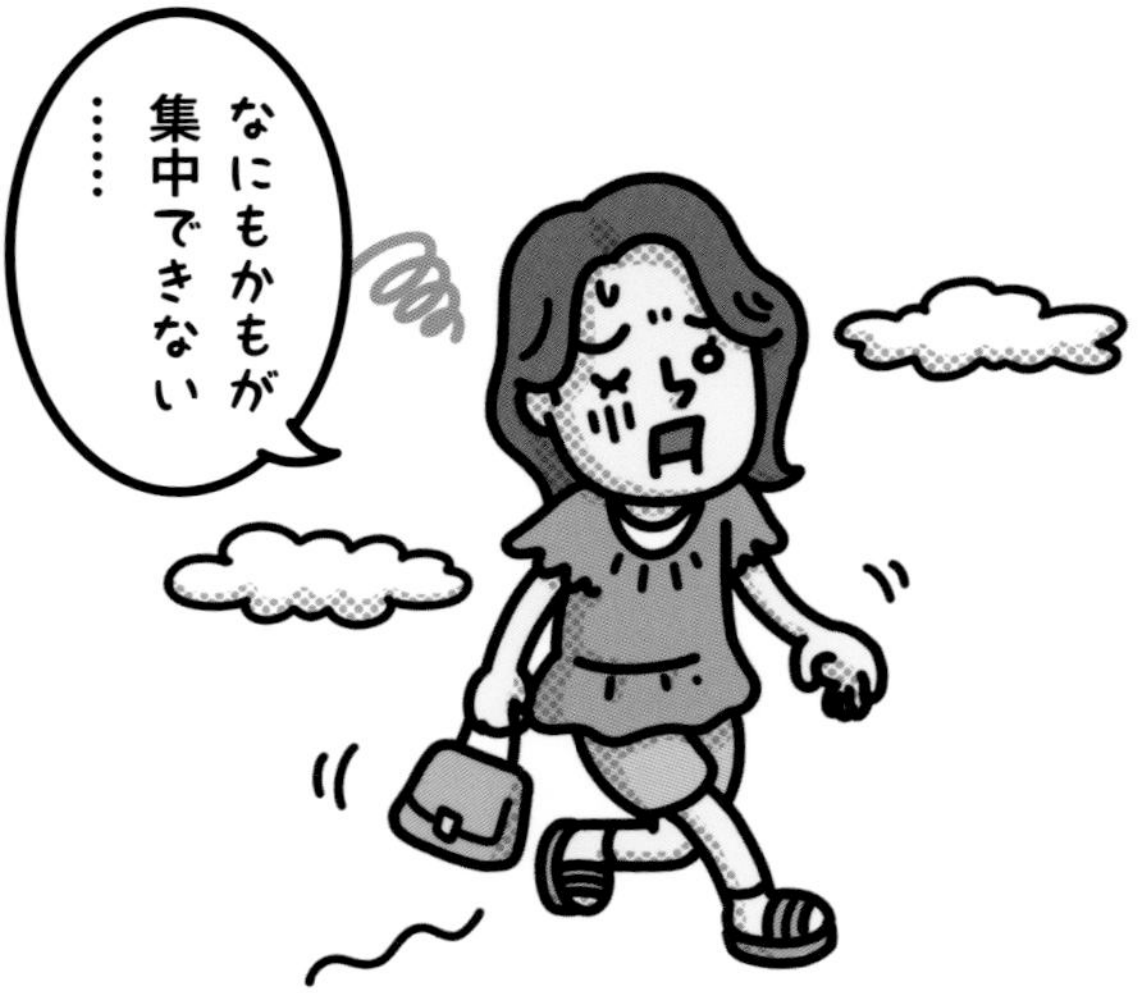

めまいの背景因子のひとつに自律神経障害があることは再三お伝えしてきましたが、近年増えている病気が、持続性知覚性姿勢誘発めまい（PPPD）です。2018年にWHO国際疾病分類ICD－11に収載されました。これまで見逃されがちだった〝浮動性のめまいを放置することの危険性〟が認知され始めたのです。

浮動性のめまいは、体がフワフワ、フラフラする浮遊感が特徴で、「船から降りたときの

こんな症状が現れる！

タイミング	立っても座っても寝ても常に起こる。
症状	フワフワした浮動性のめまいが続く。集中力が続かない、または欠如する。
背景因子	自律神経障害が原因のひとつとされるが、ほかに原因があることも疑う必要がある。
注意	内耳に直接的な異常がないので、自律神経のバランスを整える治療やケア、予防が必要。

現代社会を背景に発症する人が増えている！

よう」とか「雲の上を歩いているようだ」と表現する人もいます。立ち上がれないほどの激しさでないことから治療をしない人も多いのですが、**慢性的に続くことで歩くことや運動が億劫になり、身体的機能や認知機能を低下させてしまう**事態に陥ることもあります。また**集中力が持続しないケースが多く**、仕事や学業、家事、趣味などあらゆることが成し遂げにくくなります。すると精神不安が生じ、負のスパイラルに陥ってしまうのです。

めまいが起こる原因として、自律神経障害が多く見られるのは事実です。これには神経学的なアプローチが必要です。ただ、**要因のすべてが心因性によるものだと決めつけるのは危険。**ほかの背景因子をないがしろにして、その陰にひそんでいる病気を見逃しかねないからです。

めまいに関する
ある話②

無重力でもめまいが起こる“宇宙酔い”

私たちの平衡感覚は、重力の方向に対して体のバランスを保とうと、内耳や目、足底部の感覚器官、自律神経、小脳・脳幹、大脳の連携によって機能しています。平衡感覚は重力と密接な関係にあるのです。一方で、姿勢を保持するためにも重力に対して筋肉が働いています。この働きが悪いと、姿勢がくずれて痛みやケガを招いてしまい、その影響で内臓や神経の働きも阻害してしまうのです。「重力がなければ、体はもっと楽になるのに」と思う人がいるかもしれませんが、そうとも限らないのです。

宇宙は無重力状態です。宇宙船に乗る飛行士は厳しい訓練をしますが、飛行士の多くを悩ませているのが“宇宙酔い”といわれるものです。乗り物酔いもめまいの一種であることは説明しました。それは宇宙船にも当てはまるようです。

平衡感覚は重力に対して働きますが、無重力状態では、耳石器が上下方向を知覚することができません。目にするものも上下が定まらず、体勢も上下とは無関係で、視覚的にも上下方向が混乱します。さらに筋肉の深部知覚系からの情報も乱れます。要因の詳細はまだわかっていませんが、宇宙飛行士は訓練でこの状態に慣れていくようです。では、地球に戻ったときはどうなっているのでしょうか……。

2章

病気別の治療方法

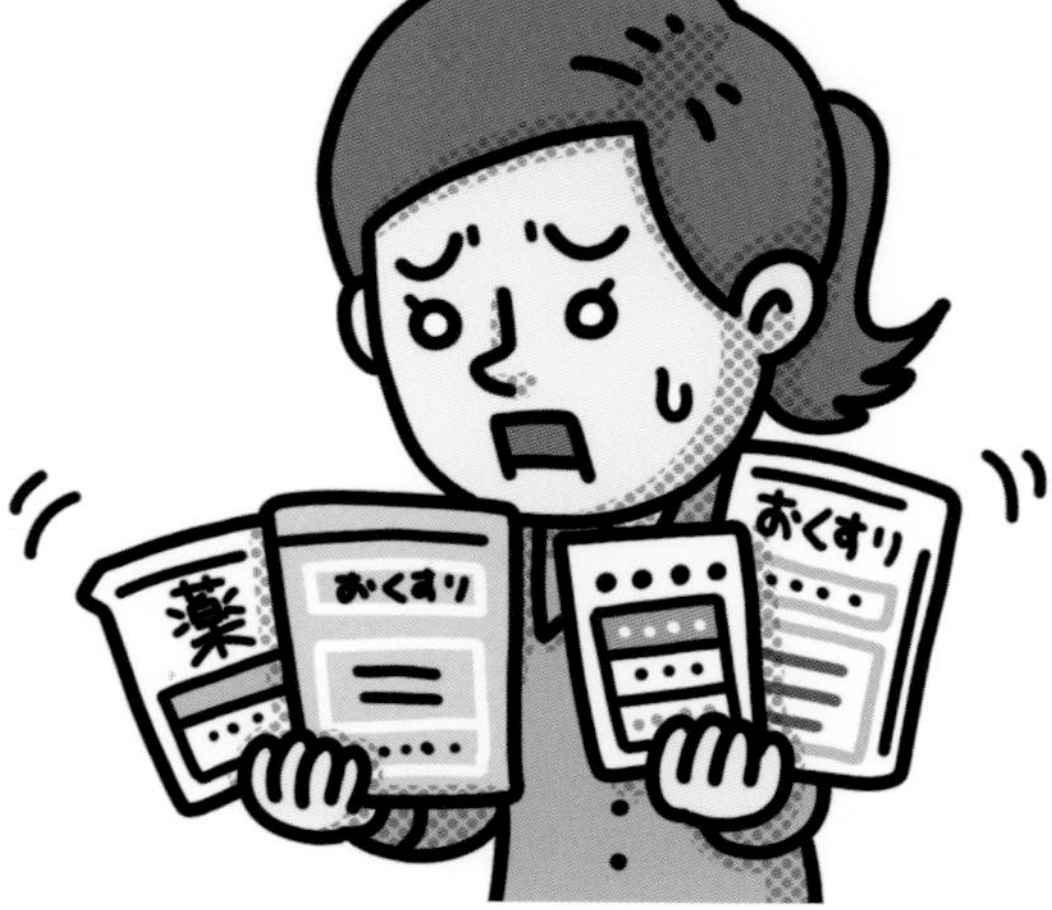

めまいを引き起こすさまざまな背景因子（要因）と、背後にひそんでいるかもしれない病気。執拗な問診と適切な検査でこれらの正体を突き止めてこそ、効果的な治療を始められる。

対処

治療前 ①

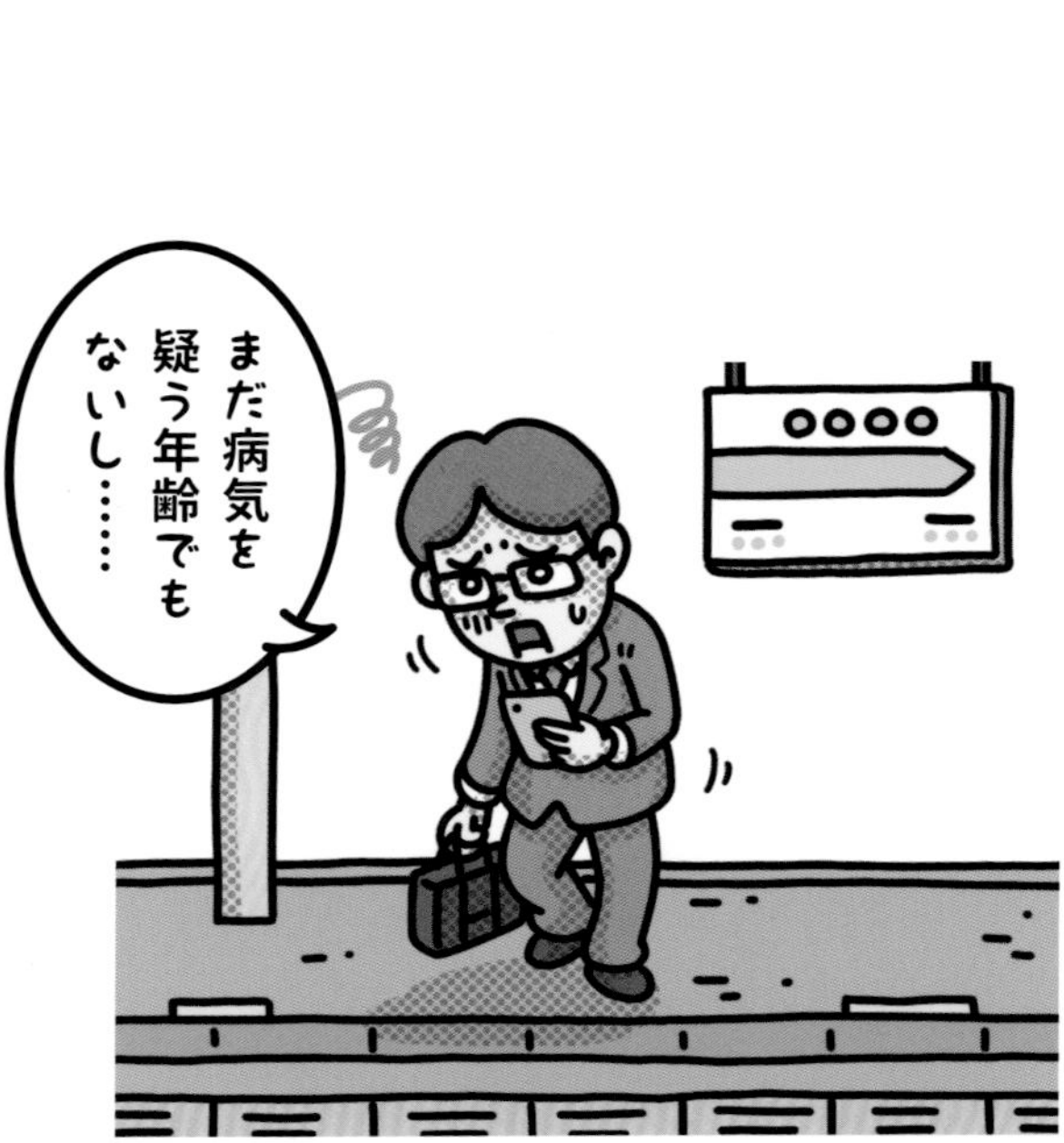

早期発見と治療が回復の原則
正しい知識で冷静な判断を！

油断や放置が病状を悪化させる
めまいをあまく見ないこと！

〝病は気から〟という言葉がありますが、これをどう受け止めるかで意味合いは変わります。もちろん精神不安から病気を招いたり、病状を助長させたりすることはあるでしょう。しかし、〝気〟に〝油断〟が含まれていると、強い気持ちがあっても結果は逆転してしまいます。

どんな種類や度合いにしても、めまいが起こることは体の異変です。一過性のものなら

判断を間違えない、めまいとの向き合い方

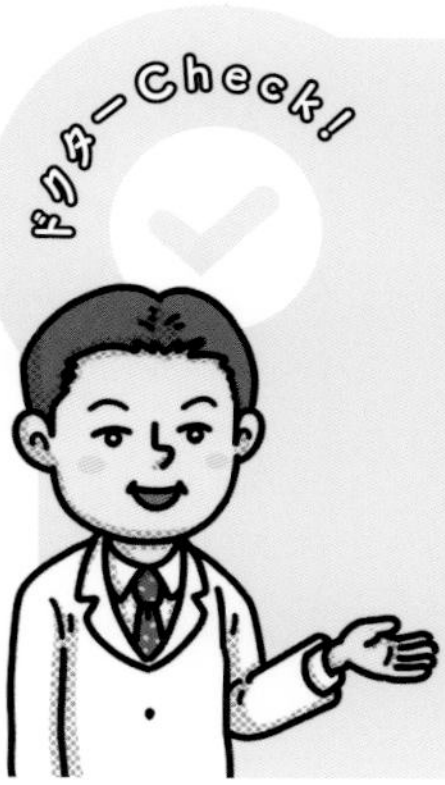

めまいがもたらす体への影響を理解しよう！

❶めまいには経過観察を選択してもよいケースと、すぐに治療が必要なケースがある。

❷なんとか生活できていても支障が出ている場合は受診するべき。

❸年齢のせいにしてよいケースは、ない。

❹症状が重症化した場合、治療しても健康な状態に戻らないことを心得ておく。

経過観察を選択することもありますが、繰り返すようなことがあり、また、耳鳴や難聴、吐き気、嘔吐、頭痛などほかの症状が伴っている場合は、速やかに医療機関を訪れてください。**めまいの正体（背景因子）を突き止めるため、最終的に克服するための第一歩は、自分の体を知ることです。めまいの種類や度合い、時間、繰り返す場合は周期、ほかの症状などを把握しておきましょう。**なぜなら、医師は受診したタイミングでめまいを確認することができないからです。子どもや高齢者の場合は、家族が状況を観察しておく必要があるでしょう。

　めまいは一過性だったり、自然に治ったりするケースもあります。しかし、それを予測できる人はいません。

対処

治療前 ②

緻密な問診を重ね めまいの正体を探っていく

症状から生活環境まで あらゆる情報を聞きだす

めまいを克服するには、その背景因子を探しだし、対処しなければなりません。**陰にひそんでいる病気のみに目を向けると、治療の決定に困難を極める**ことが多々あるのです。

急性のめまいで患者さんが病院に運び込まれた際、医師は目の動きを見ます。背景因子にかかわらず、**眼振から障害のある場所が耳なのか、脳なのかを特定**できるからです。

次に可能な限り、問診を開始します。慢性

問診が重要な理由

①正確に症状を把握できる

めまいの背景因子の可能性を絞り込むには、症状を把握しておく必要がある。

②深刻な病気の可能性を探れる

一刻を争うような病気がひそんでいる場合は、速やかな対処が求められる。

③適切な検査を行える

早期発見・治療には検査が欠かせない。問診結果により、適切な検査と効果的な治療を行える。

問診の目的は3つに大別できる

目的

1 めまいそれ自体に関するもの

どんなめまいを感じるか、時間、これまでに起こった回数など。

目的

2 めまいと同時期に現れる症状

耳鳴や難聴、吐き気や嘔吐、頭痛などの神経系が侵されて現れる症状。

目的

3 環境や社会的な要因に関するもの

常用薬や持病、日常生活のストレス、女性の場合は出産に関することなど。

※問診票の内容は、P152参照。

期の場合も問診は欠かせません。

問診の仕方や内容は医療機関によって異なりますが、当院（川越耳科学クリニック）では16項目に及ぶ問診票（P152参照）を手渡し、記入してもらいます。**めまいはどんな感じか、1回の発作はどれくらい続くのか、これまで何回くらい発作があったか、ほかにどんな症状があるのか**、といった内容です。さらに**常用薬や持病、日常生活のストレスなども聞きます。**めまいの発症には環境や社会的な要因が複雑に絡んでいるからです。

めまいの正体を犯人に例えるなら、医師は刑事のようなもので、緻密な聞き取り調査を行い、犯人に関わることを洗いだしていくわけです。

対処

治療前
③

どの医療機関を訪れて何科を受診すればよいのか

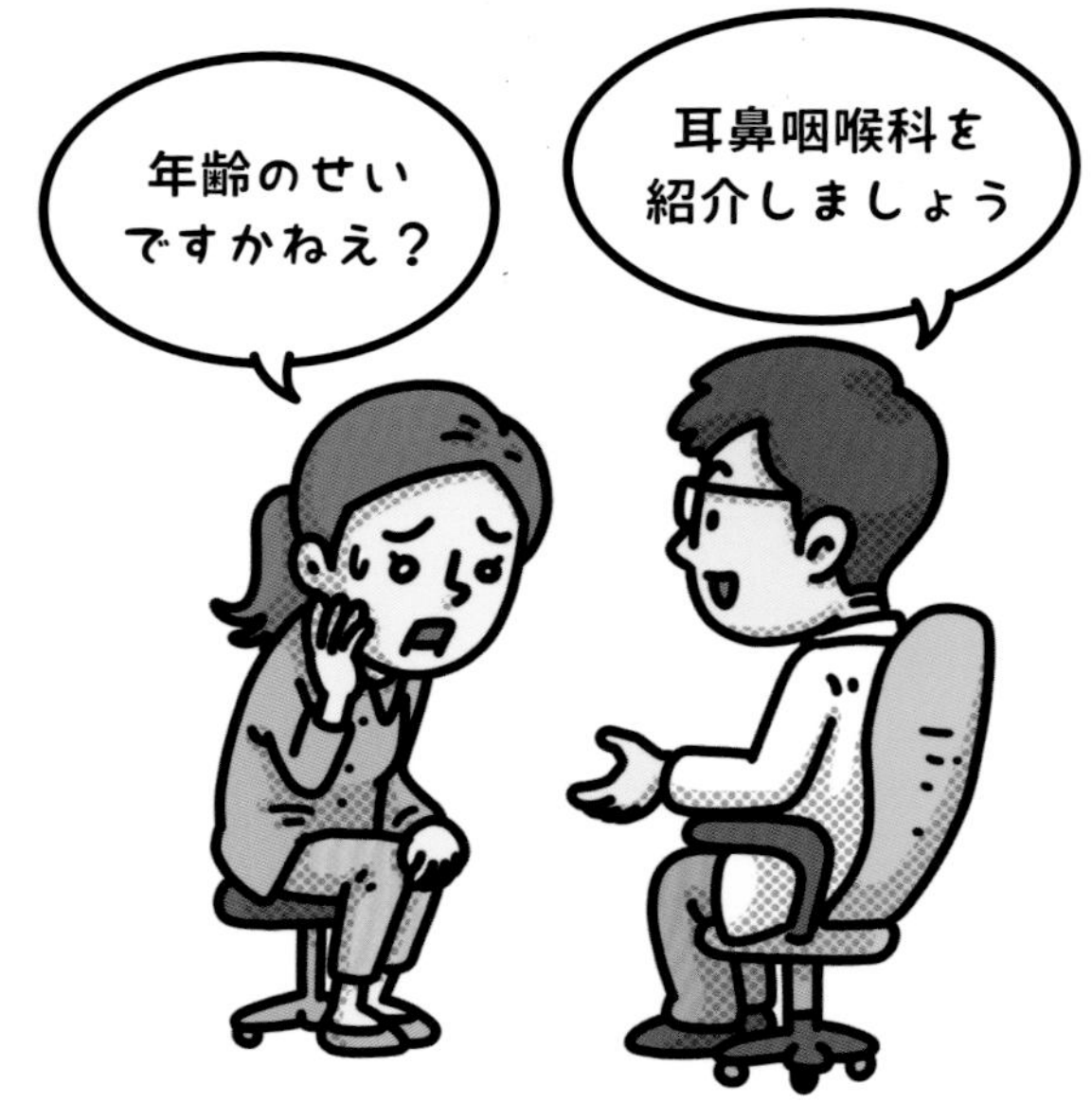
耳鼻咽喉科を紹介しましょう
年齢のせいですかねえ？

信頼できる医療機関は背景因子を見つけてくれる

大発作があった場合は例外として、一過性で軽いめまいの場合、患者さんの危機管理意識が低いと、背景因子の究明や対策をなおざりにされることがあります。また、適切な対応ができていない医療機関もあります。**めまいは、耳鼻咽喉科をはじめとして内科、神経内科、循環器内科、脳外科、小児科、眼科など、あらゆる臨床の現場で見られる症状です。**

しかし、残念ながら問診や検査が不十分で、効

症状で専門が変わる受診先

○ 症状がめまい、耳鳴のみの場合

内耳の障害に対処する治療でめまいを克服する。脳に障害がある場合でも、めまいを軽くする対処ができ、脳の専門医療機関での治療につなげられる。

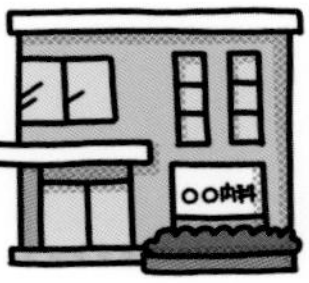

- ○耳鼻咽喉科
- ○めまい外来
- ○神経耳科
- ○平衡神経科

○ 症状がめまい、耳鳴以外にもある場合

脳関係の疾患の治療が行われる。病巣を治癒させることでめまいの症状も克服する。心因性の場合はカウンセリングも含め、精神神経学的なアプローチが行われる。

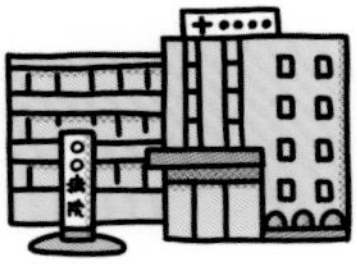

- ○脳神経外科
- ○神経内科
- ○心療内科

果的な治療や対策を講じられていないという現実もあります。

繰り返しになりますが、CT検査やMRI検査で「異常なし」という結果が出ても「問題ない」というわけではありません。現代医学の落とし穴ともいえるでしょう。大きな病院にいけばよいというわけでもないのです。どの医療機関を受診するかは、まずかかりつけの病院に相談し、そこから専門の医療機関を紹介してもらうのが得策でしょう。仮にそこで「異常なし」となった場合は、セカンドオピニオンを試してください。**問診を重宝する医療機関は信頼できるといえます**。

また、めまいを起こす要因が内耳の障害である場合も、心因性が関与していれば精神神経学を専門とする機関との連携が必要です。

こういう医療機関に気をつけよう！

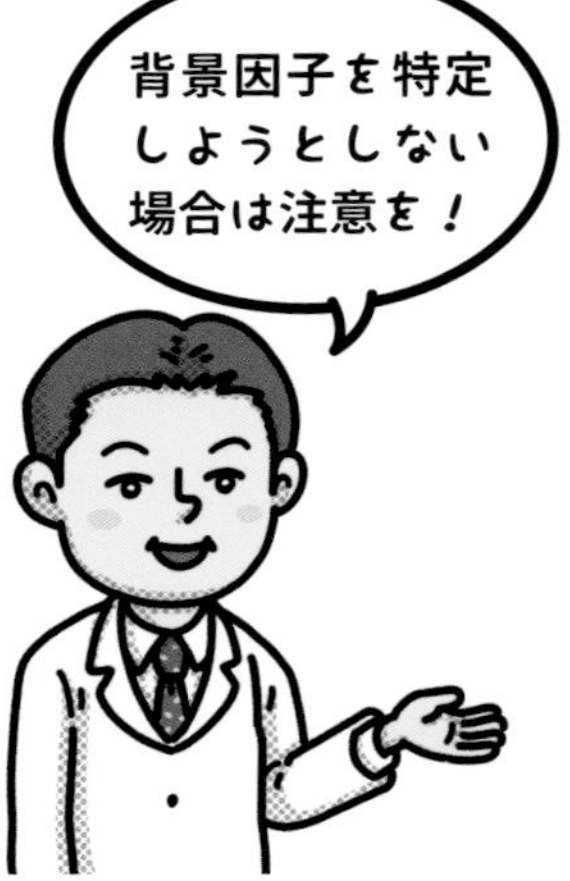
背景因子を特定しようとしない場合は注意を！

①問診が不十分で 検査結果のみで判定

CT検査やMRI検査などの画像検査で「異常なし」と出た場合、それ以上の問診や検査を行わず、経過観察をすすめる。

②安易に心因性と決めつける

疲労や加齢のほか、ストレスからくる心因性を要因のすべてとし、休息を促すだけの指導に終わる。

③曖昧な診断をされる

「メニエール病だと思われます」というように、背景因子の鑑別が曖昧、または探しだそうとしない。

画像検査だけでの診断や要因を見つけない診療は注意

適切な診断がされない場合、大きくふたつの問題が生じると考えます。ひとつ目は、生命に関わる病気を見逃されていること。ふたつ目は、実際は深刻な障害でなくても要因が曖昧なため患者さんが不安になるということです。

仮に経過観察の判断をしてめまいが繰り返した、ほかの症状が出たなどすれば、その人は苦痛を強いられたといわざるをえません。陰にひそんでいる病気が重症化したらなおさらです。

ただ、専門知識のない患者さんが、医師の善し悪しを判断するのは難しいことだと思い

治療を左右する、医師選びのポイント

ポイント **1** **ていねいな問診をしているか？**

ポイント **2** **不安を和らげてくれているか？**

ポイント **3** **背景因子を特定するまで問診と検査をしてくれるか？**

ポイント **4** **治療方針、方法、薬の特性などを説明してくれるか？**

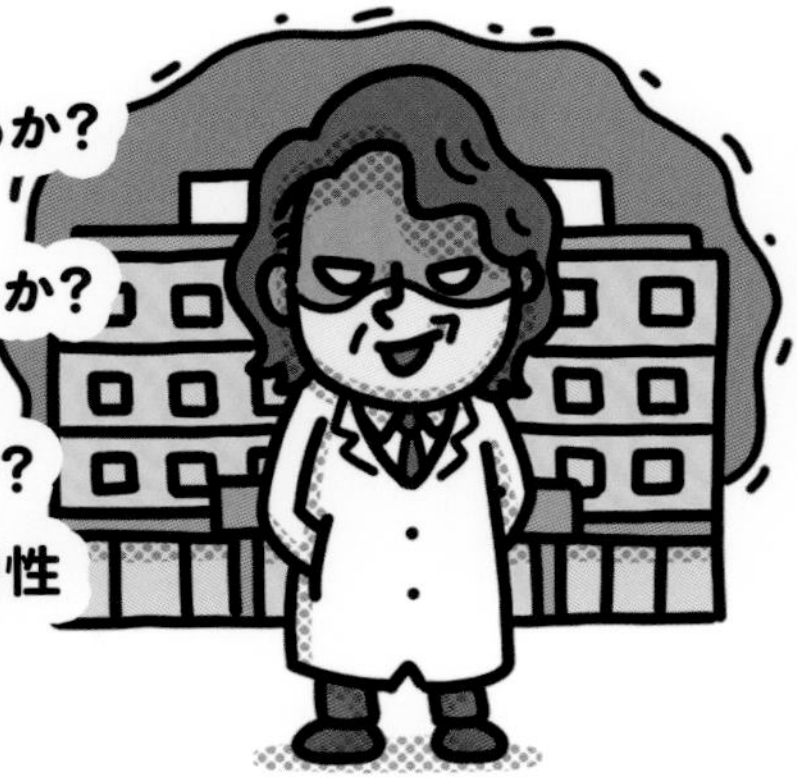

ます。ここで重要なのは信頼関係です。先にも述べましたが、**執拗な問診で患者さんと医師との信頼関係は築かれていくものです。**

また、薬の処方だけですませるだけの医師もいれば、すぐに手術をする医師もおり、その治療方針には極端な差があります。患者さんにとっては治療の善し悪しも判断できないでしょう。

まずは自分がめまいについての知識を深めておくことです。気をつけたいのが、世の中に出回っているめまいに関する情報のすべてが正しいとは限らないこと。そういった意味でも、**症状や治療について、ていねいに説明してくれる医療機関を探すアプローチが大切**なのです。

対処

治療前

④-1

めまいの検査は多種多様 いわば問診の裏づけ調査

平衡障害をもたらす要因が どこにあるかを探っていく

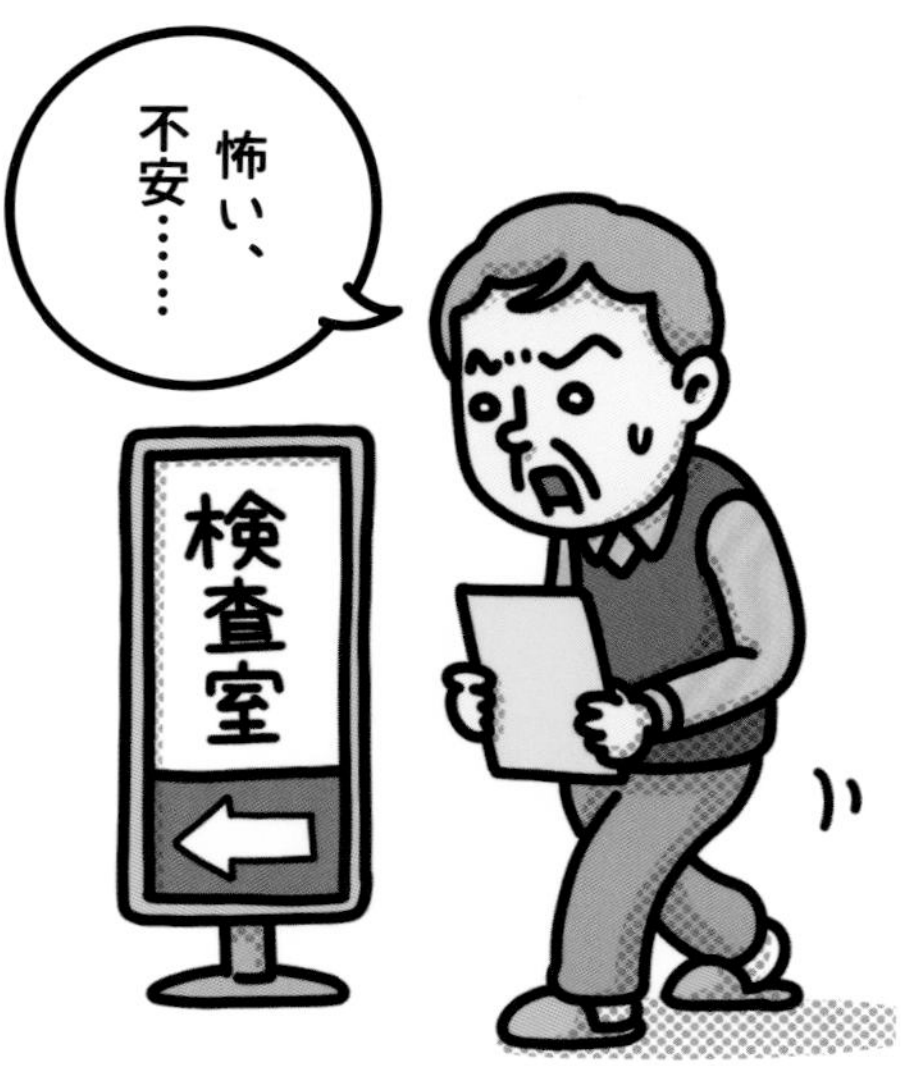

問診は、あくまでもあらゆる要因を疑い、可能性を探るもの。確かな証拠をつかみ、それを裏づけるために「神経耳科学的検査」といわれるものを行っていきます。**検査は、目や耳、筋肉、関節など平衡に関わるセンサーの役目を持つ器官と、その情報をコントロールする役割の小脳・脳幹が対象になります。**

まず、聴覚検査など、**耳の検査は欠かせません。**オージオメーターという検査器を使用

めまいの主な検査と種類

○ 耳や脳の要因以外でめまいを起こすもの

目の平衡検査

眼振の状態から、どこに障害があるかを探っていく。外来ですぐに検査できる。

- 注視状態での検査
- 電気眼振計での検査
- 温度刺激による眼振検査

身体の平衡検査

平衡状態を保てているか、条件を変えて確認していく。外来ですぐに検査できる。

- 両脚直立、片脚直立での検査
- 開眼、閉眼時の検査
- 運動時の検査

聴覚の検査

耳鳴や難聴が併発しているケースも多いため、“聞こえ”の検査は必要不可欠。

- 専用の機器での“聞こえ”の検査
- 聴性誘発反応（ABR）検査
- 耳鳴の検査

ほかにも、内心的や心因的な検査など、問診をもとに行われる。

し、難聴がある場合は、それが中耳や内耳の障害によるものかを鑑別します。また、眼振を記録する、動くものを見ている状態を調べる、温度刺激によって眼振を調べるという検査もします。**身体の平衡障害の検査**は、直立状態で開眼と閉眼のそれぞれ体のふらつきの状態を確認し、病変を突き止めていきます。

ほかにも血圧の変動、心臓病などの要因が考えられる場合は**心電図による検査**、心因的なめまいは**精神神経学的検査**を行います。

良性発作性頭位めまい症など、病気によっては一時的にしか症状が出ないものもあります。よって、さまざまな検査を行ってはじめて病気を鑑別できるのです。なお、これらのほとんどの検査は患者さんが苦痛を伴うものではありません。

対処

治療前 ④-2

目は口よりものをいう 目の平衡障害の検査

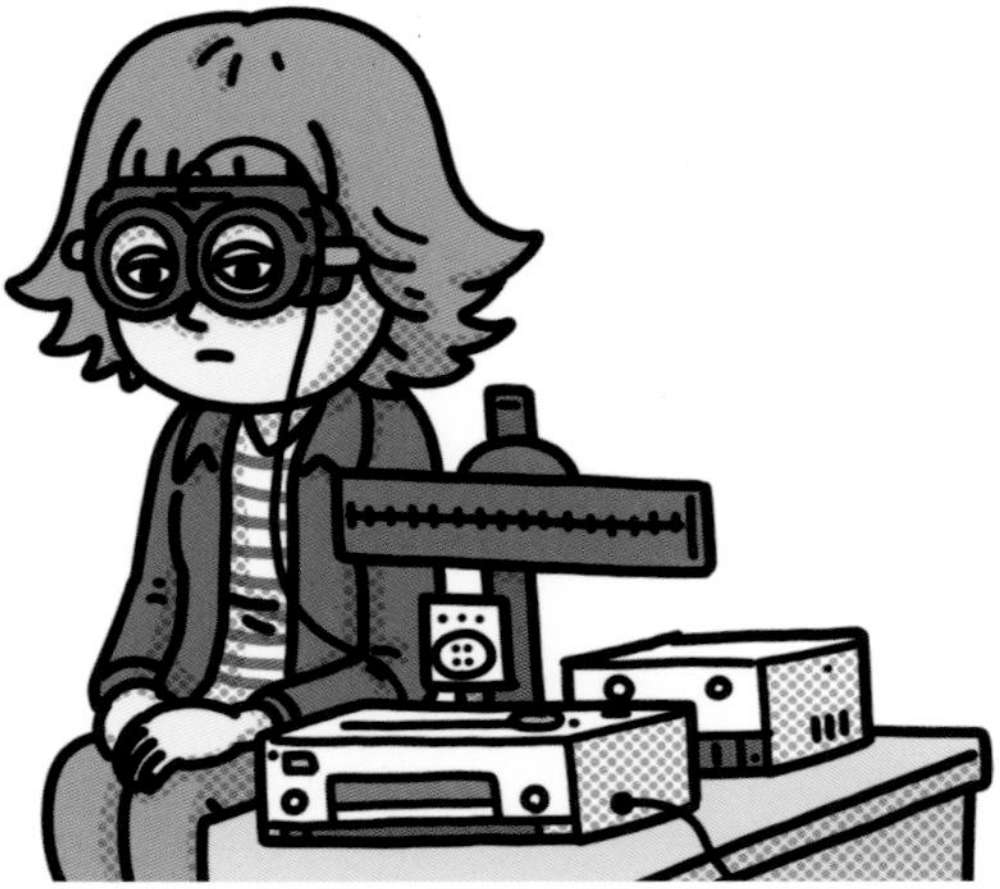

ENG（電気眼振計）

静止した状態と、運動している状態での眼振を電気的に計測・記録する。脳幹性眼振、小脳性眼振、先天性眼振の鑑別ができる。

眼振を精密に記録し 障害のある場所を鑑別する

検査用の機器が進歩した現代においても、**目の検査はめまいや平衡障害の臨床現場で重要視**されています。複雑で高価な機器や装置は必要なく、外来した際に簡単にできるもので、患者さんに苦痛は伴いません。

まず「静止目標注視の検査」を行います。患者さんにいくつかの静止目標を順番に注視してもらうものです。例えば右を見ているときに、目が右に動くというような眼振が起こ

目に関わる特殊な機能検査

注視状態での検査

右、左、上、下方向約30度の静止目標を順番に注視してもらう「静止目標注視の検査」、左右に等速度でゆっくり動く目標を注視追跡してもらう「運動目標注視の検査」をENG（電気眼振計）という機器で電気的に計測・記録することで、障害のあるところを鑑別する。

特殊な眼鏡を装着した検査

「フレンツェルめがね」という眼鏡をかけてもらい、患者の目が拡大された状態で医師が眼振を観察する。微細な異常も発見できる。また、赤外線CCDカメラを使用して検査する医療機関もある。

温度刺激による眼振の検査

内耳に冷水を注入し、温度刺激を加えてめまいを起こさせ、眼振の出方によって内耳機能を検査する。

動くものを見るときの検査

円筒に記された縞の数を数えるつもりで動くスジを見てもらう。視運動性眼振がよく出るかどうかを検査できる。

るのは、脳幹や小脳に障害がある状態で見られる症状です。続いて「運動目標注視の検査」では、左右に等速度でゆっくり動く目標を注視追跡してもらいます。小脳に障害があるときは等速度では追えません。これらはENG（電気眼振計）という機器で電気的に計測・記録され、**目の運動失調を高精度に検査**できます。また特殊な眼鏡をかけての検査や、赤外線CCDカメラでの検査によって微細な異常も発見できるようになりました。

さらに温度刺激を加え故意にめまいを起こさせて内耳機能を検査するものや、動くものを見てもらって視運動性眼振が出るかどうかで脳幹や小脳、大脳、内耳の働きを診断するものもあります。

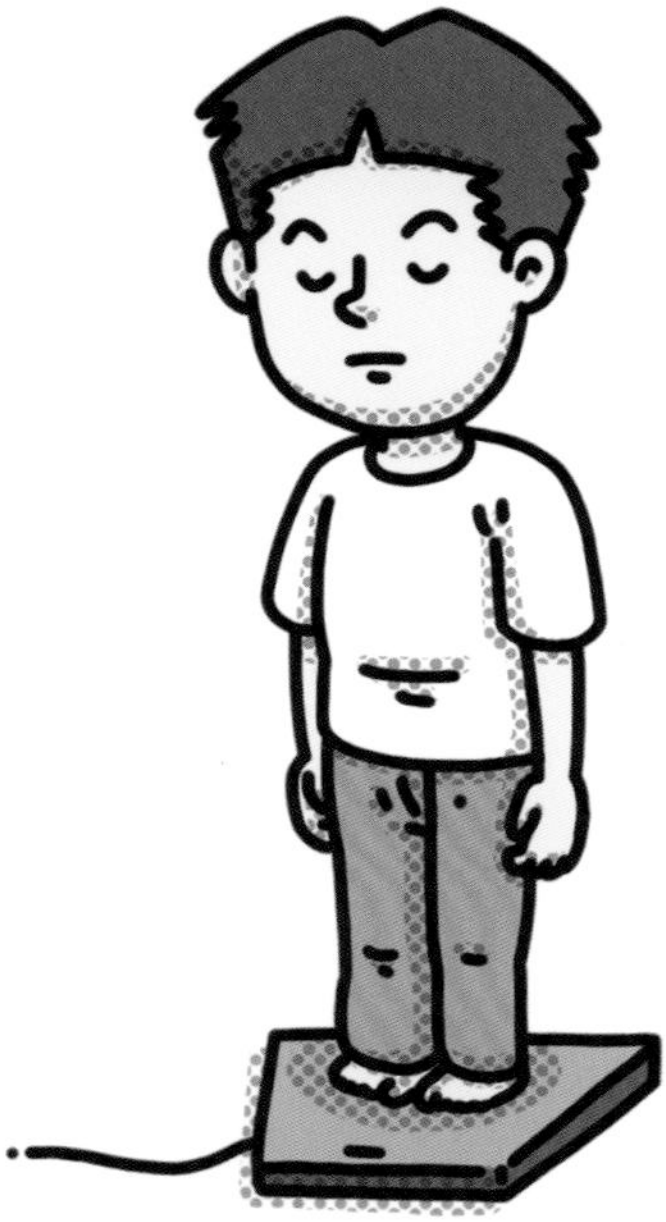

対処

治療前

④-3

障害があるのは耳か脳か？身体の平衡感覚の検査

要因を突き止めるだけでなく病気の重症度も確認する

めまいの診断には、**身体の平衡感覚を調べる検査も重要**です。外来で簡易的に行う場合は、両脚立ちと片脚立ちのそれぞれで、開眼と閉眼でどの程度平衡状態を保てているかを見ます。例えば、目を閉じた状態で片脚立ちで平衡を保てている場合は、重大な平衡障害はないと思われます。両脚直立時で目を開いて一点を見つめた際にふらつきが大きい場合は、脳幹や小脳の障害が疑われます。これら

身体の平衡感覚の検査からわかること

直立での検査 → **脳と内耳のどちらに病変があるかの手がかりになる。**

目を開き、両脚で直立したときにふらつきが大きい場合は、脳幹や小脳の障害が疑われる。目を閉じて片脚直立で平衡を保てている場合は、重大な平衡障害はないと思われる。

足踏みの検査 → **体のどちら側に、または両方に病変があるかの手がかりになる。**

目を閉じた状態で足踏みをし、左か右のどちらかに偏っていくようであれば、体のどちらかの側に病変がある。よろめくような場合は、脳の病気、または両耳、もしくは両方に病変がある。

→ **病変を探る手がかりになる。筋肉など感覚器が影響していることもある。**

は床の上と台の上の両方で検査します。

また、その場で足踏みをし、同様に開眼と閉眼とで平衡状態が保てているかを見る検査を行うこともあります。例えば目を閉じた状態で左か右のどちらかに偏っていくようであれば、体のどちらかの側に病気があるとみます。よろめくような場合は、脳の病気または両耳、もしくは両方に病気があると考えます。これらは**重心動揺といい、足の裏の動きを記録し、検査の材料とします**。このように身体の平衡感覚を調べる検査は、障害のある場所の絞り込みや、平衡障害の度合いを確認するのにも役立ちます。外来で行え、時間もさほど要しません。

なおセルフチェックとしても活用できますが、筋力など平衡機能以外が関係していることも念頭に入れておきましょう。

対処

治療前

④-4

めまいの検査には欠かせない診断の基本となる聴覚の検査

障害のある場所を突き止め治療効果の確認にも役立つ

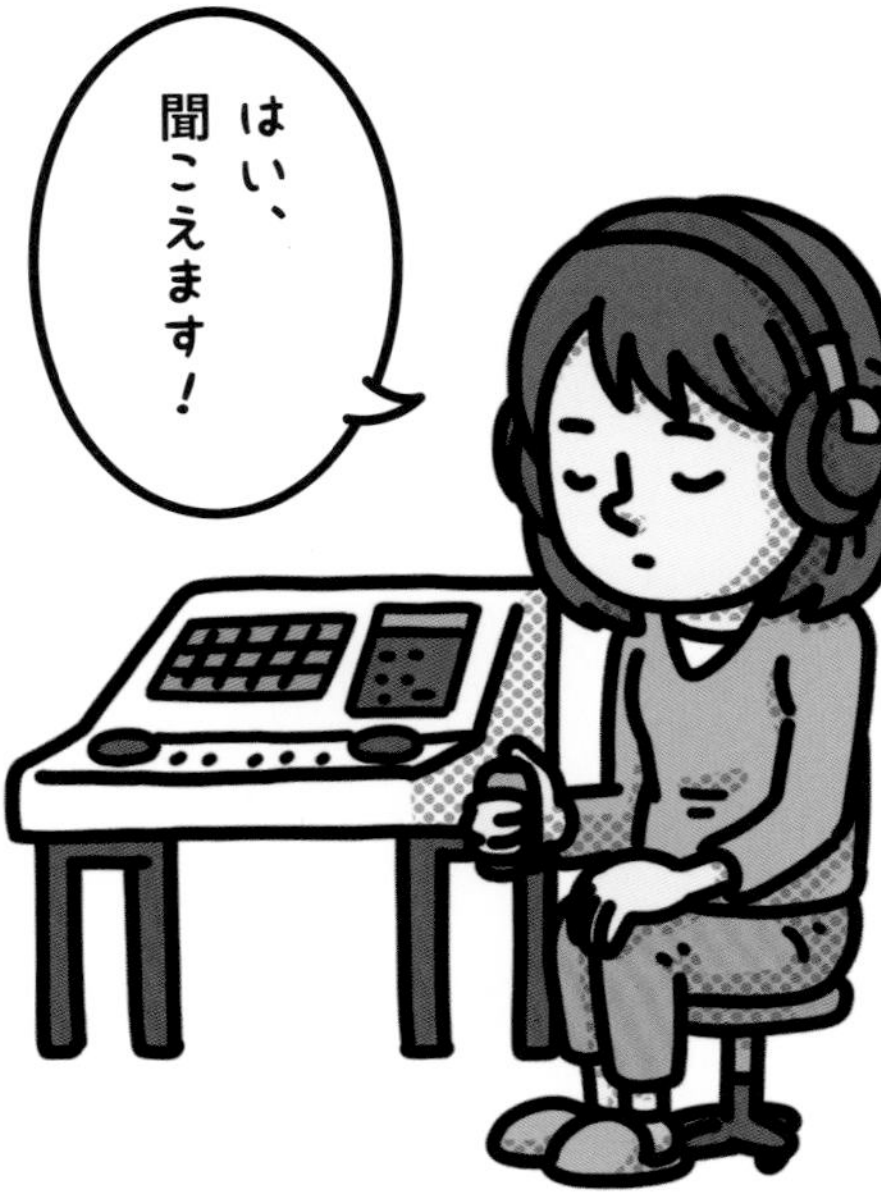

めまいを引き起こす病気は、耳鳴や難聴を伴うものも少なくありません。聴覚系と平衡系はともに内耳の機能であり、**聴覚障害があるかどうかを調べることは、めまいと平衡障害の診断にとって極めて重要**になります。

聴覚障害については、「①めまい症例では聴覚障害がある症例とない症例とがある。②聴覚障害が軽い場合、自覚されないことがある。③内耳感覚器以降、大脳までの聴覚路の障害

聴覚検査からわかること

オージオメーターを使った検査 → 「伝音難聴」「感音難聴」「混合性難聴」を見極める。

耳介から耳小骨までの音を伝える部分の障害による「伝音難聴」、内耳から脳に至る音を感じる部分の障害による「感音難聴」、その両方が混じった「混合性難聴」のいずれかを見極めることにより、障害のある場所を鑑別する。患者は「聞こえる」「聞こえない」の返答をする。

ABR（聴性誘発反応の検査） → 新生児や乳幼児の検査にも使われている。

オージオメーターでは患者の反応が必要だが、ABRは寝た状態で音に対する反応をモニターで確認し、難聴を引き起こしている障害のある場所を鑑別できる。神経の病気をはじめ、脳幹の腫瘍や挫傷、変性、炎症などの進行具合を確認するモニターとしても使用される。

は、聞こえが悪くなることはなく、特殊な検査によってはじめて明らかにされる」などの点に注意しなければなりません。

難聴は症状に違い（「伝音難聴」「感音難聴」）があり（「混合性難聴」の場合もある）、聴力検査によって程度や障害の場所を探ります。例えば、オージオメーターという音を発する発振器を使用し、中耳や内耳の障害によるものかを鑑別することができます。ほかにＡＢＲ（聴性誘発反応の検査）という脳波を調べる検査もあります。

耳鳴の検査は、オージオメーターを使って発する音の種類を変え、耳鳴の大きさや周波数を探っていきます。要因を推定し、治療効果を確認するうえでも役立てられます。

対処

治療前 ⑤

医療機関にかかる前に自分でできる応急処置

脳障害の症状は複数 意識障害があればすぐに受診を

立ち上がれないほど激しいめまいに襲われている場合や、耳鳴、難聴、頭痛、吐き気・嘔吐といった症状がある場合は、当然、病院へいこうという判断になるでしょう。脳に障害があってめまいを起こしている場合は、緊急を要することもあります。

まず、**脳出血やくも膜下出血などが病変の場合、めまいを起こす以前に頭痛や意識障害が起きています**。ただ、**脳梗塞などはメニエー**

症状が軽い場合のめまいを自己判断するポイント

ポイント 1 進行度合い 急性期 亜急性期 慢性期

一過性のものなら経過観察も選択のひとつだが、時期をみてめまいの状況チェック（P22 ～ 25）をやり直し、悪いほうへ変化している場合は、受診をすること。

ポイント 2 脳に病変がある場合は緊急を要する

- **めまい以前に、頭痛や意識障害があった**
  → 脳出血やくも膜下出血などの可能性があるので、早急に病院へ。状況によっては救急車を呼ぶ。
- **前触れなくめまいが起こった**
  → 激しいめまいのほか、頭痛や吐き気、嘔吐などの症状がある場合は、速やかに病院にいく。

病院にいく前の応急処置

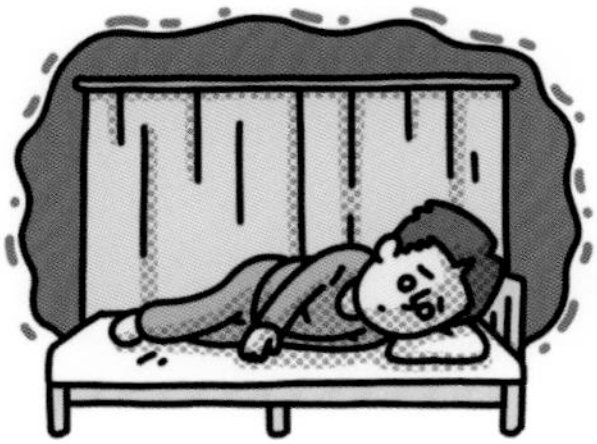

対処 **1** **部屋を暗い状態にして横になる**

照明を消し、カーテンを閉めて薄暗い環境にし、気持ちを落ち着かせる。

対処 **2** **めまいの発作が軽くなる姿勢をとる**

めまいが軽くなるほうに頭を向け、アゴを引いた状態で、目を開けて一点を見つめる。

➡ **しばらく様子を見て、発作がおさまらない、または軽くならない場合は、病院に相談する。**

ル病と似た症状があるので、個人で判断できるものではありません。

　また、筋肉の緊張の状態を観察する方法もあります。めまいの発作時に手足に力が入るようならば、内耳の病気が疑われます。反対に**手足に力が入らない場合は、脳の病気が疑われます。軽くでも意識障害があれば、脳に病変があると考えられる**でしょう。

　病院にいく前の応急処置としては、**薄暗い部屋で横になり、めまいが軽くなる体勢をとる**こと。目を閉じるとめまいが余計にひどく感じてしまうので、**目は開けて一点を見つめるように**してください。

　すぐに病院にいくかどうかは、難しい判断になるので病院に電話をして相談するとよいでしょう。

対処

治療

①-1

治療の基本となる薬物を使った「カクテル療法」

背景因子はひとつとは限らない対症療法と根本療法を並行する

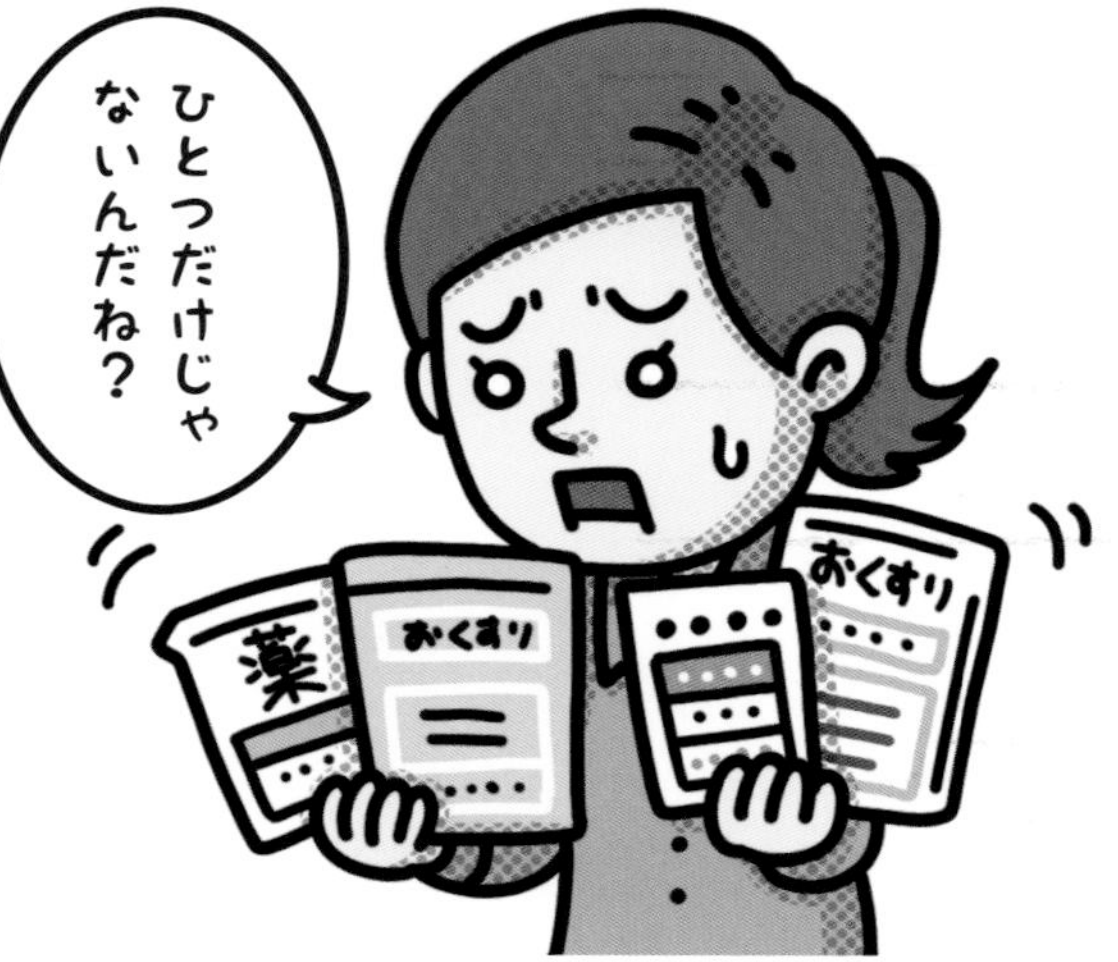
ひとつだけじゃないんだね？
薬
おくすり
おくすり

一過性だったり、自然に治ったりすることも少なくないめまい。だからといってその場限りの治療をしてしまうと、再発を繰り返し、病気がひそんでいる場合は、病状を徐々に重症化させてしまうこともあります。例えば薬物療法で鎮静剤や鎮暈剤《ちんうんざい》、鎮吐剤《ちんとざい》だけですませるのは合理的ではありません。血圧の調整、循環の改善、自律神経の安定などのための薬剤を組み合わせて併用することが肝要です。

薬物処方の目的と特徴

対症療法 → めまいや吐き気を抑える薬

発作の症状を抑えるために処方される。症状緩和には有効だが、障害となっているものを根本的に改善するものではない。

根本療法 → 障害の要因に適した薬

血流、血圧、精神神経、自律神経など、障害を起こしている要因の改善を目的としている。病変や症状に合わせて薬物を組み合わせる。

→ **症状を克服するには、背景にある複数の要因を同時に改善する必要がある。**

この治療は「カクテル療法」といわれることがあります。

血管拡張剤や血流促進剤、精神神経安定剤、自律神経調節剤、血圧昇圧剤や降圧剤などによるカクテル療法は、**耳に障害がある場合でも脳に障害がある場合でも有効**です。とりわけめまいを繰り返しているときは不安への対処も必要。医師と信頼関係を築いたうえで、薬剤の組み合わせを決めていきます。

ここで注意すべきことは、血圧への対処です。めまいのあとは数日間、血圧が上昇する傾向にあります。その数値だけで判断するのは軽率で、血圧変動に合わせて降圧剤などを投与する必要があります。例えば軽度の高血圧に対しては朝1回の投与が合理的とされています。

対処

治療

①-2

"次にくるめまい"を避けるために薬物療法の継続と経過観察

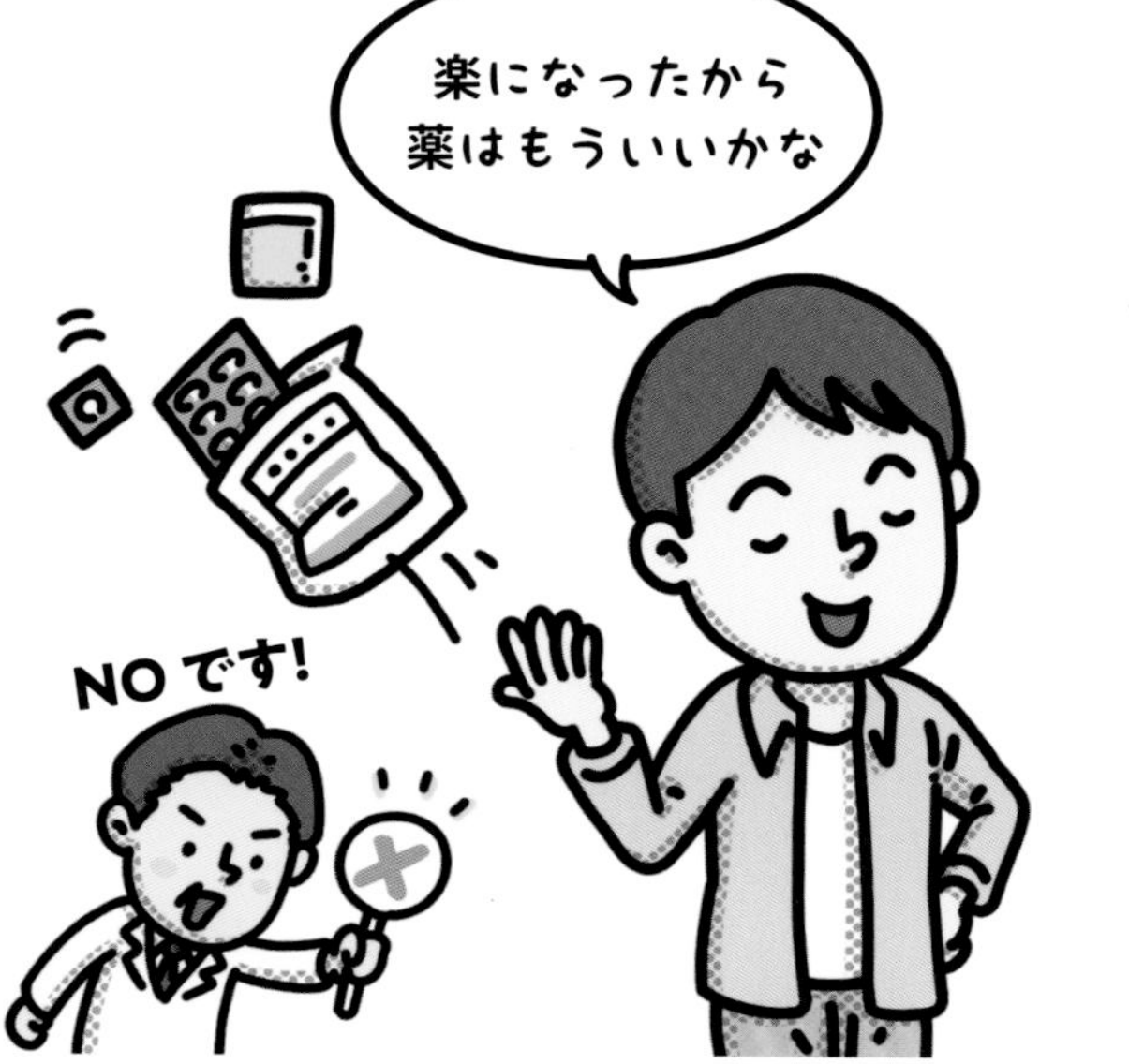

薬には対症療法の側面と根本療法の側面がある

昇圧剤や降圧剤の服用には注意が必要です。めまいは血圧の変動で起こることがあります。**昇圧剤にしても降圧剤にしても服用する回数やタイミングによって、極端な話、めまいを誘発する事態にもなりかねません**ので、医師の指示どおりに服用してください。

なによりも注意してほしいのは、**薬物の服用を自己判断で中止しない**こと。めまいを克服するには、第一に生活習慣の改善、第二

次にくるめまいを避けるための薬との向き合い方

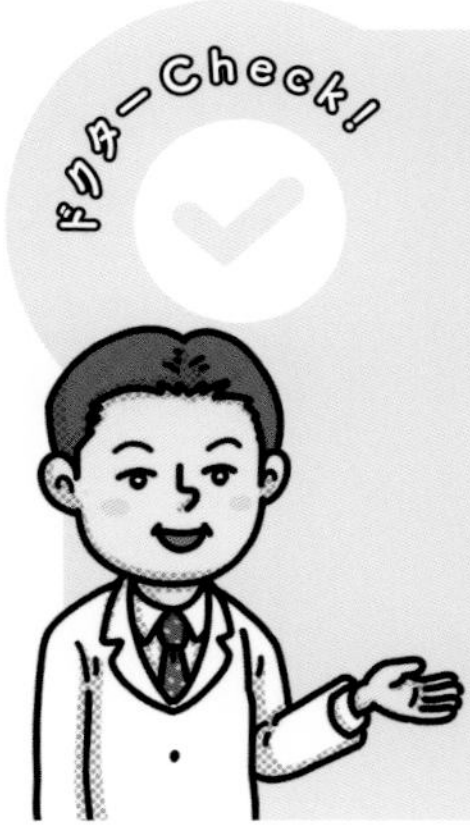

医師の指導のもと薬を正しく理解しよう!

❶ 回数、時間帯、期間など医師の指示どおりに服用を続ける。

❷ 眠くなる、かゆみがあるなどの副作用があった場合、個人の判断で服用を中止せず、医師に相談すること。事前に副作用についての説明もしてもらう。

❸ 昇圧剤や降圧剤など血圧に関係する薬は、服用のタイミングに気をつける。

❹ 便秘薬や下剤などは、医師に相談のうえ指示を受ける。

に自己節制、三、四が薬で、第五にリハビリです。

〝今あるめまい〟がおさまったとしても〝次にくるめまい〟を避けられるわけではありません。めまいを克服するまでは、常に黄色信号がともっていると考えてください。**内服療法は、内耳からくるめまいでは、予想される発作の日を過ぎて約1か月間、脳からくるめまいでは、約6か月の間投与を続ける必要があります**。

また、副作用を心配する人もいるかと思いますが、比較的影響の少ない薬もあります。主治医の説明をしっかり受け、服用してください。その際、なるべく避けたほうがよい薬についても説明があるはずです。例えば、便秘薬や下剤です。

対処

治療 ②-1

次の治療を行うまでの応急処置 めまい急性期の治療

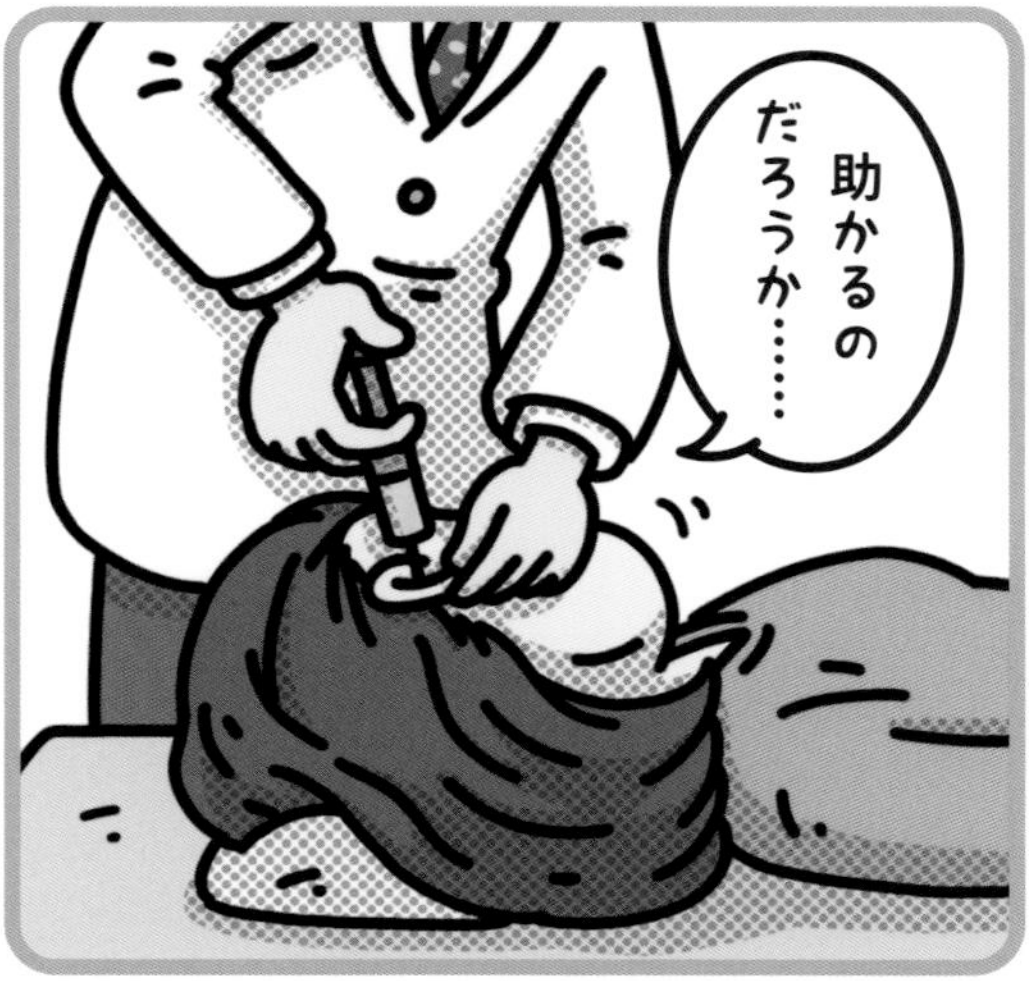

耳に冷水を注入し めまいの発作を止める

背景因子を見つけてめまいを克服するには、問診と検査が必要なことはお伝えしました。これはどんなめまいにおいても共通。ただ、急性のめまいが起こり、急患で運ばれてきたときは、問診をする余裕はありません。

その場合、医師はまず目を見ます。内耳に障害がある場合でも小脳や脳幹にある場合でも、最初は左右のどちらかに眼振が見られることがほとんどです。眼振は一方にゆっくり

応急処置から次なる治療を探る

○ 適切な治療を行うための、めまいと眼振を止めるメリット

①患者に安心感が生まれ、医師との信頼関係ができる

急性期のめまいへの対処は、心の安静が第一。光や音の刺激をできるだけ避け、頭を動かさないようにして楽な姿勢で休息をとる。

②めまいや眼振が止まった間に問診を行う

めまいの治療において、問診を飛ばすことはできない。患者の心が落ち着いた状態で問診を行い、検査や治療に必要な情報を収集する。

③次なる治療を選択する準備ができる

内耳や前庭神経の疾患か、脳の疾患かを鑑別できた場合は、安静を保つための薬物や静脈注射などを使用し、患者をより安心させることもある。

向かい、戻るときはこれに比べてすっと向かいます。**眼振の向かう側の耳に冷水を注入すると、めまいや眼振を誘発するように作用するため、差し引きで眼振はぴたっと止まります**。また、小脳や脳幹に障害がある場合は、上下に振れる垂直性眼振を起こしており、下向きに振れるなら両耳に同時に冷水を注入します。

めまいが止まっている間にすばやく問診を行います。医師は検査や治療の準備ができ、患者さんは安心することができます。そして、医師と患者さんの信頼関係も生まれ、効率的な治療へと進めるわけです。

また、薬物や静脈注射、鎮静剤や催眠剤を使用し、安静を保つ処置をすることもあります。

対処

治療 ②-2

克服までのロードマップは背景因子や病気によって変わる

問診、検診、治療と進む 治療はケアも予防も含む

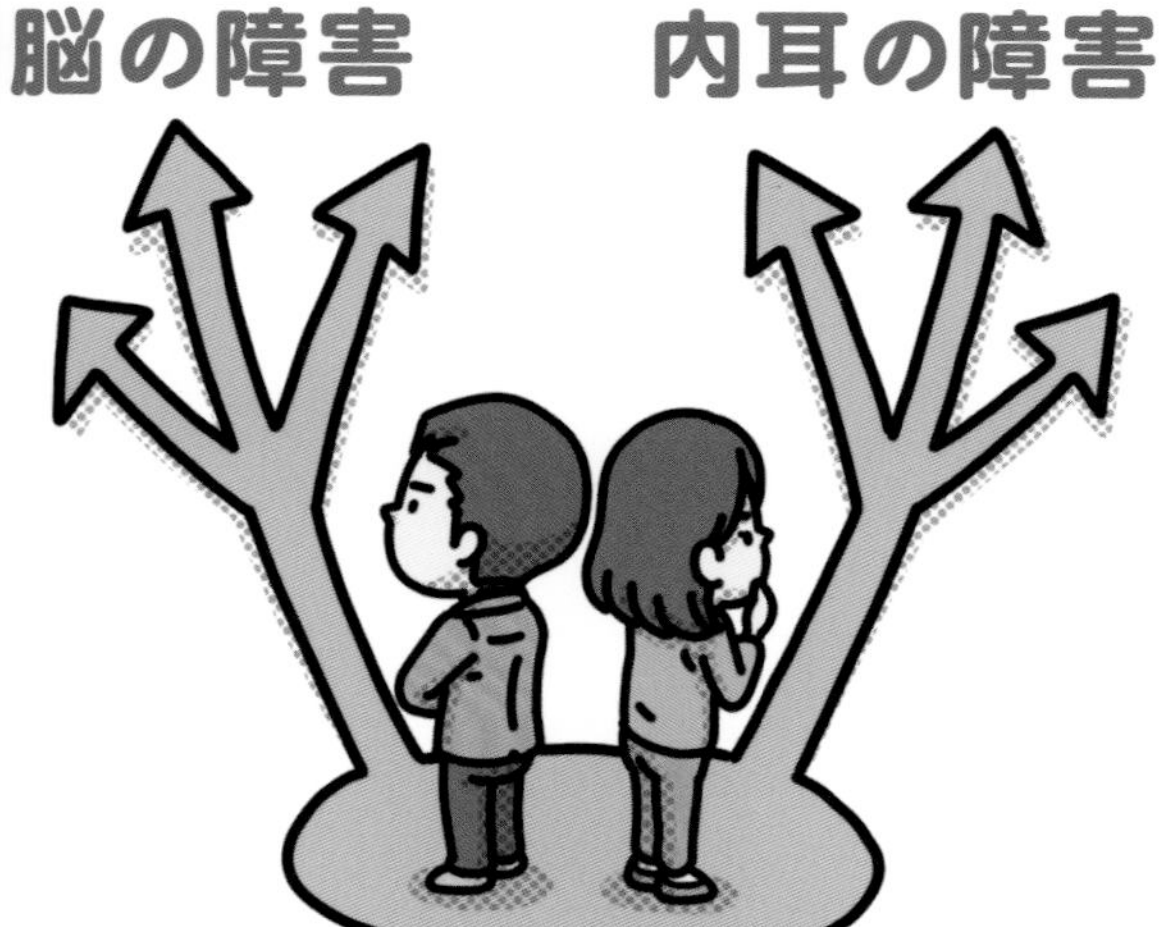

めまいを克服する!

めまいを起こしている障害が、内耳にあるか、脳にあるかで医療機関や治療方針・内容が違うことはいうまでもありません。**共通するのは、問診と検診、治療、再発を防ぐためのケアと予防という克服までの過程があること。**また内耳の障害でも薬物療法で経過観察することもあれば、外来や入院での物理療法を行うこともあります。治療内容についてはP110から解説していきます。

めまいの受診から治療、予防・ケアまでの流れ

内耳に障害がある場合と、脳に障害がある場合とでは
もちろん治療内容は違うが、
めまいを克服するまでの流れは大きく変わらない。

第1段階
- 問診
- 検査
- 応急処置

▼

第2段階
- 薬物療法
- 生活習慣の改善

▼

第3段階
- リハビリテーション
- メンタルヘルス

【補足事項】
・背景因子の内容や数、病気によって変わる。
・内耳と脳の治療を並行するケースもある。
・内耳に障害がある場合、第2段階で経過観察をすることもある。

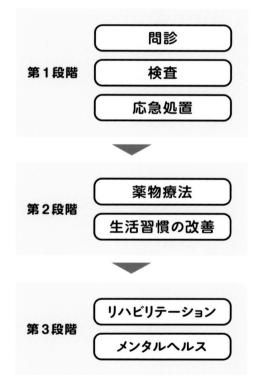

対処

治療

③-1

再発予防に向けためまい慢性期の内耳の根本療法

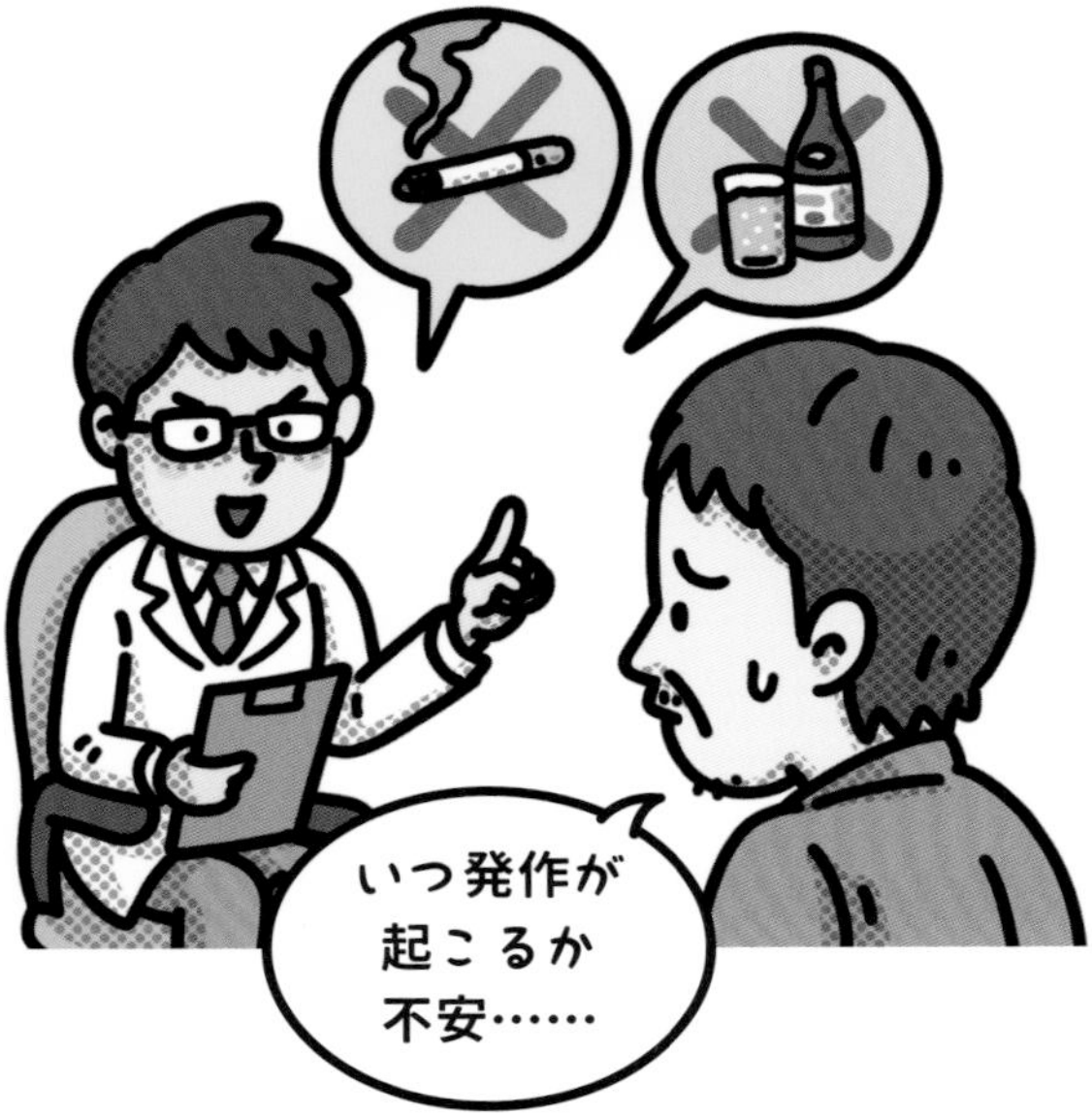

内耳の手術はまれ薬物療法と物理療法が主体

内耳に障害のある慢性期のめまいの場合、薬物療法、物理療法、手術、リハビリ療法、生活指導の組み合わせで再発予防までを行います。また、ストレスや心身の疲れにも対処するため、心身医学的・精神医学的な治療も行います。患者さんは「いつ発作が起こるのだろう」という不安を持っており、その悩みを取り除くことも大切なのです。

薬物による治療は先述の「カクテル療法」

めまい慢性期の治療は多岐にわたる

○ 治療の主な例

薬物療法

血管拡張剤、血流促進剤、精神安定剤、精神神経安定剤、自律神経調節剤、血圧昇圧剤や降圧剤などを組み合わせる。内耳の病気、脳の病気にも有効。

中耳腔注入療法

耳からくるめまいにおいて、内耳の異常な興奮が脳に伝わるのを抑え、症状を軽くする。注射器で薬物を内耳に注入する方法で、症状を見ながら繰り返し行う。

垂直牽引療法

頭頸部外傷後遺症（むち打ち症）の場合、専用の機器に重りをつけたベルトで首を引っ張り、頭頸部の緊張をとく。

リハビリ療法

体操、バランス・歩行訓練、筋・骨格リハビリ、VRリハビリ、神経刺激などを行う。

外科的治療

内耳手術や摘出、頭部や頸椎外傷の手術などを行うこともある。

日常生活の指導

生活習慣や食事、運動、ストレス解消法など、心身のケアを指導する。

によって最適な効果を求めます。また内耳を手術するケースはあまりなく、内耳に薬物を注入する、中《ちゅう》耳《じ》腔《くう》注入療法《ちゅうにゅうりょうほう》（P112参照）という治療が中心で、高い効果を上げています。内耳の異常な興奮が脳に伝わるのを抑え、症状を軽くするものです。

物理療法では、例えば頭頸部外傷後遺症（「むち打ち症」ともいわれる）によるめまいの場合、薬物療法のほかに垂直牽引療法を行うことがあります。これにより後遺症のある部位の緊張をとくことができます。

治療と予防は並行するものであり、リハビリ療法は予防のためだけでなく、治療効果を確認するうえでも重要です。生活指導においては、3章で詳しく解説します。

対処

治療
③-2

内耳の障害によるめまいを消す 中《ちゅう》耳《じ》腔《くう》注《ちゅう》入《にゅう》療《りょう》法《ほう》

外来での治療が可能に！ めまいの症状が軽減する

中耳に薬物を注入する構図

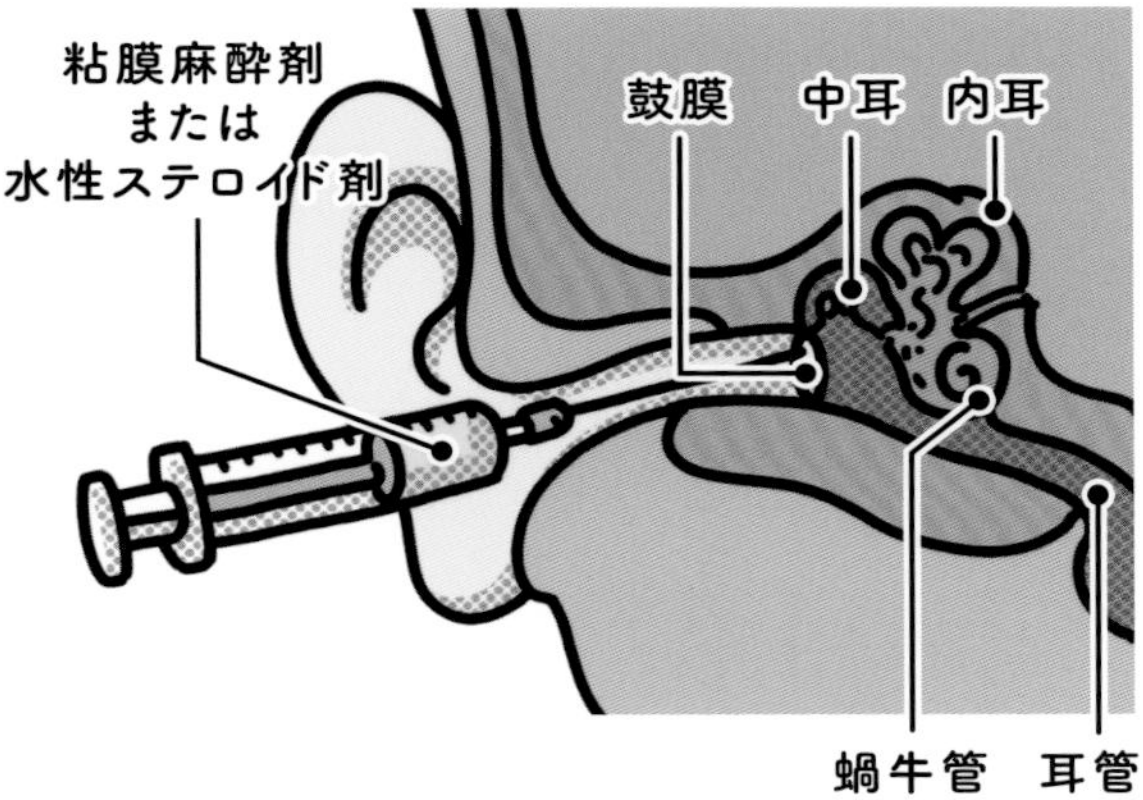

内耳の障害によって起こるめまいの治療は、ひと昔前までは確立されておらず、入院や手術をすることもありました。**外来で治療でき、なおかつ効果を上げられる治療法として生まれたのが、中耳腔注入療法**です。粘膜麻酔剤または水性ステロイド剤を使用するため、「ステロイド注入療法」ともいいます。ステロイドというと薬害が気になる人がいるかと思いますが、内服や点滴ではなく外用であること

水性ステロイド剤の効用

※川越耳科学クリニックの治療結果より

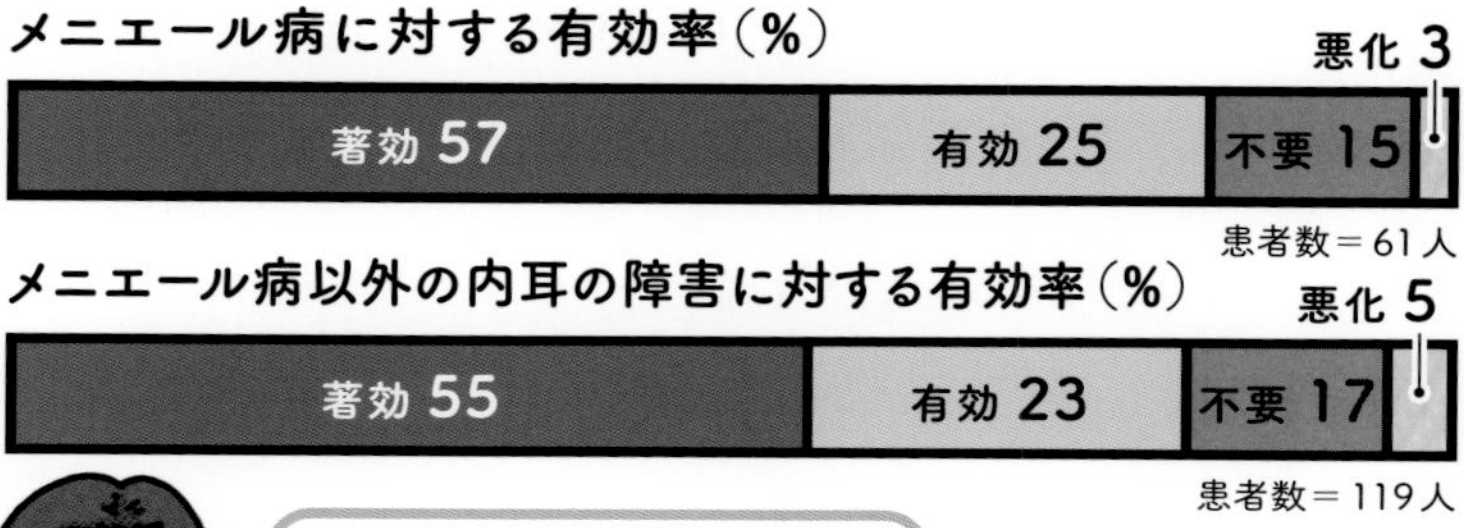
メニエール病に対する有効率（%）
著効 57
有効 25
不要 15
悪化 3
患者数＝61人
メニエール病以外の内耳の障害に対する有効率（%）
著効 55
有効 23
不要 17
悪化 5
患者数＝119人

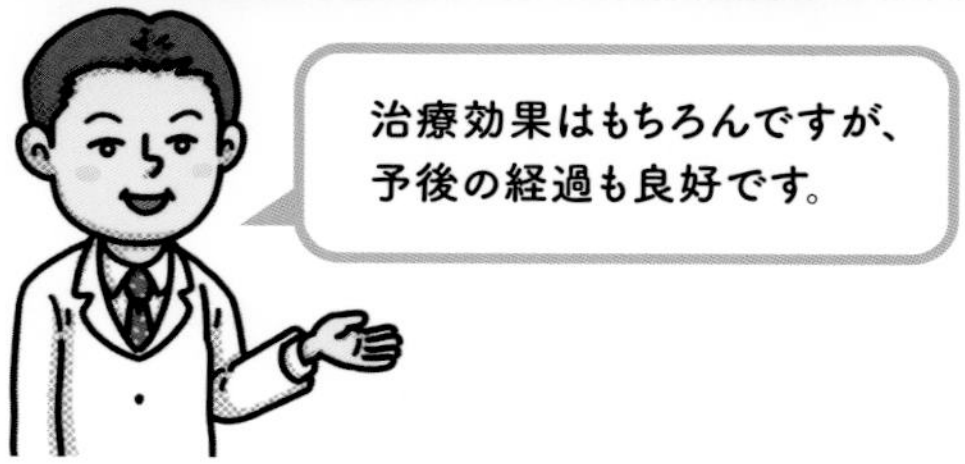
治療効果はもちろんですが、予後の経過も良好です。

内耳の異常な興奮が脳に伝わるのを抑える効果がある。めまいが軽減される。耳鳴や耳がふさがった感覚も改善される。その効果は上の図のように歴然としたもの。

から、その問題はありません。

治療方法は、まず注射器で鼓膜の内側に水性ステロイド剤などの薬物をゆっくり流し込みます。そして注入側とは反対の耳を下にして、しばらく休んでもらいます。両側に注入した場合は仰向けになります。1回の治療はこれで終了です。これにより**内耳の血流改善や抗炎症を促し、めまいの症状を軽くすることができる**のです。

1週間に1～2回を1セットとし、計3～4セットの治療を1クールとしています。なお保険適用は都道府県によって異なるため、医療機関に問い合わせてみてください。当院の場合、薬物療法と併せ、めまいの症状によって適宜行っています。

対処

治療 ④

めまい、難聴、耳鳴を防止 メニエール病の治療

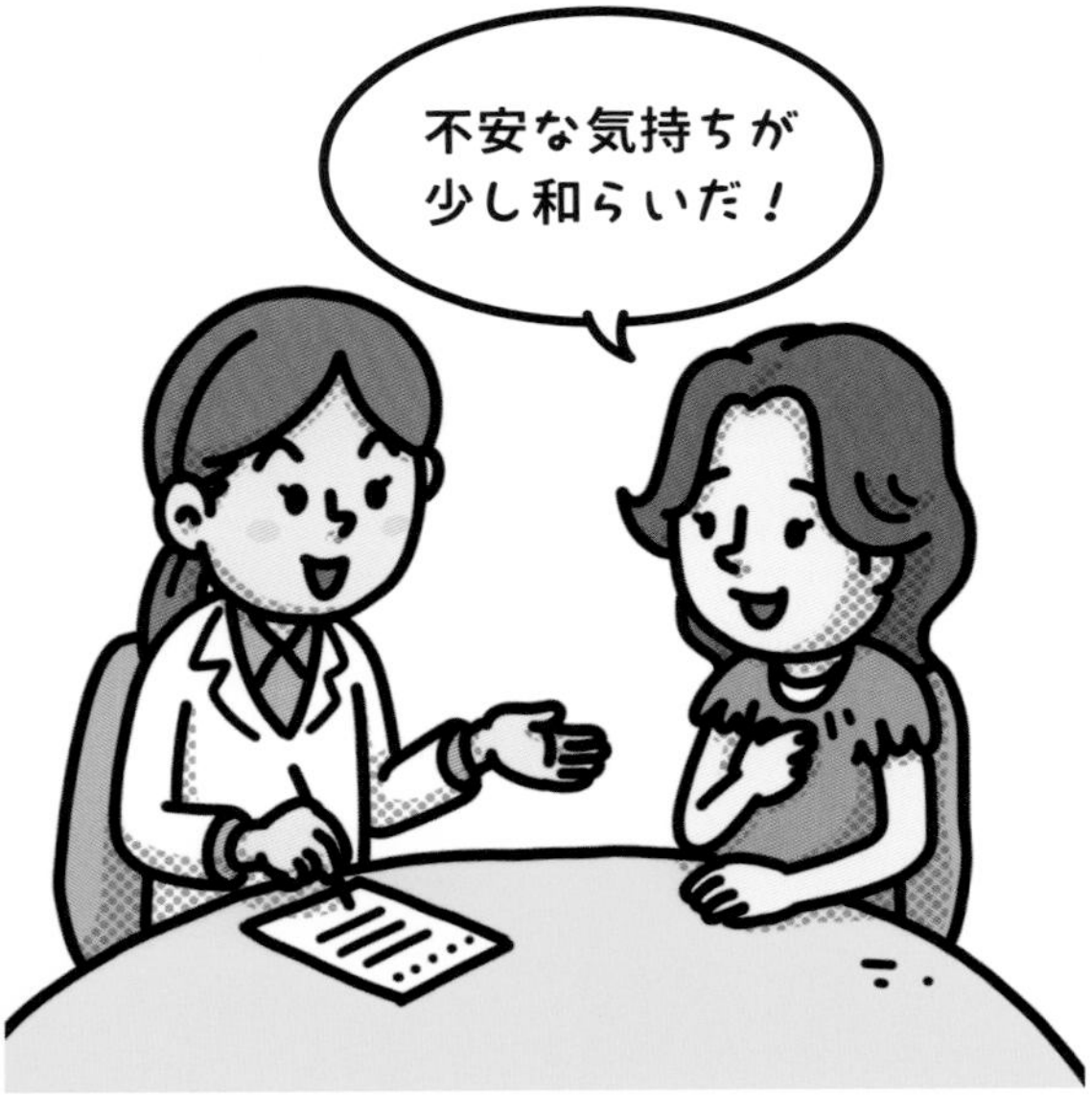

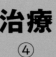

めまいを軽減させて 耳鳴や難聴の慢性化を防ぐ

専門医の間でも混乱のあるメニエール病の治療。放置されるようなこともあれば、1、2回の発作で手術するようなこともあるようです。出術の結果、聴力を失ったという事例も出ています。

メニエール病の治療の目的は、めまいの発作を防ぐことと、耳鳴や難聴が慢性化するのを食い止めることです。多くの場合は、ストレス過剰や自律神経の失調が要因で発症して

メニエール病の治療の流れ

❶ ストレスや不安への対処

カウンセリングや薬物療法（カクテル療法）で、ストレスを和らげ、不安を取り除く。

❷ 中耳腔注入療法を行う

外来でステロイド剤などを注入。効果が出ない場合は入院で治療を行い、めまい、耳鳴、難聴の発作を軽くする。

❸ 手術を行う（最後の手段）

耳の後ろの骨を削り、内リンパ嚢にリンパ液がたまりすぎないようにし、発作を防止する。手術後も入院が伴う。

➡ **目的① めまいの症状を軽くする**
目的② 耳鳴や難聴の慢性化を食い止める

いるため、治療はストレスを和らげることから始めます。**カウンセリングや薬物療法（カクテル療法）が有効**になります。これは「めまいがいつ起こるかわからない」という患者さんの不安を取り除くのにも効果的です。

次の治療が中耳腔注入療法《ちゅうじくうちゅうにゅうりょうほう》（P112）です。外来（入院の場合もあり）での治療で、多くは、めまい、耳鳴、難聴が軽減されます。

手術はこれらの治療でも効果が出なかったときの最後の手段です。手術で比較的多く行われるのが、「内リンパ嚢《のう》開放手術」です。これは耳の後ろの骨を削り、内リンパ嚢にリンパ液がたまりすぎないようにするものです。ただし、この手術でもメニエール病そのものが治るわけではありません。

対処

治療⑤

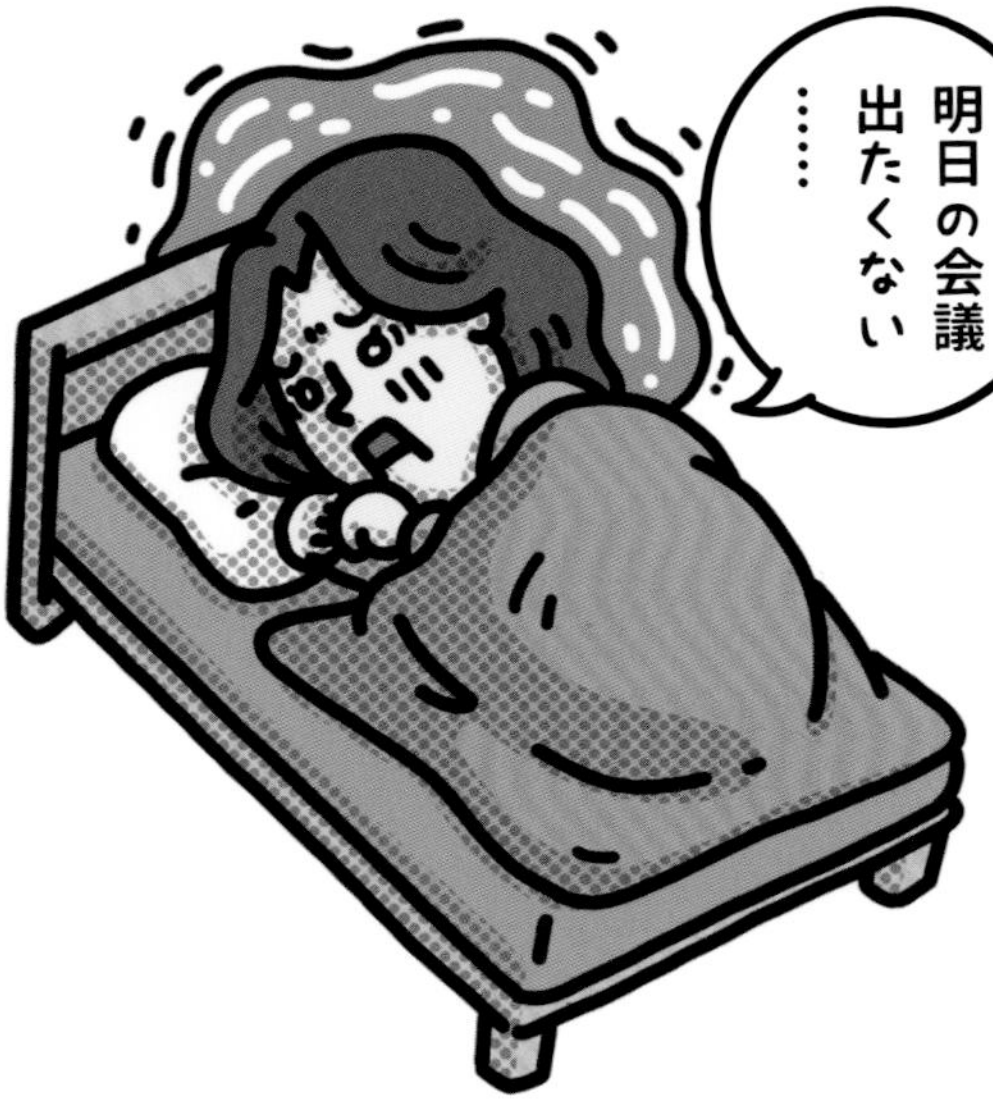

心因性の場合は精神神経科や心療内科での治療も必要

心理状況を確認してめまいとの関連を探る

最初にお伝えしたいのが、CT検査やMRI検査を受けて「異常なし」の判定が出ても、心因性と決めつけるようなことはあってはならないということです。**問診をして適切な検査（心身医学的なアプローチ）をしたうえで心因性のめまいと鑑別されたものの治療であること**を理解してください。

もちろん、あらゆるめまいに精神障害は見られるので、これから解説する治療法は関係

精神障害によるめまいへの対処

❶《ケース》 心療内科や精神神経科などでの治療

カウンセリングや薬物療法、認知行動療法など、専門的な治療を行い、精神状態を回復させるとともに日常生活への復帰を目指す。

❷《ケース》 セルフケア、自身での改善

自律神経の障害から起こるフワフワする浮動性のめまいは、ストレス解消、生活習慣や食事の改善などにより、自律神経の乱れを正すことで克服できる。

➡ 内耳に関しては耳鼻科、精神系に関しては心療内科などと連携して治療し、個人としてはセルフケアに努めたい。

してはきます。

当院でも心療内科と協力して治療を行っています。仕事や家事、子育てによって過度なストレスを負っている人が増えており、これは子どもも同じです。また心因性といってもひとくちで語れるものではなく、**不安症や恐怖症、うつ症状を伴うものなど、それぞれでアプローチの仕方は変わってきます。**時にはめまいと切り離して向き合うべきケースもあるのです。カウンセリングや専門医による指導に従うことになります。

注意したいのが、めまいの背景因子が精神障害だけだとは限らないことです。不眠や循環不全、血圧の不安定、動脈硬化などが見られるケースもあります。

対処

治療⑥

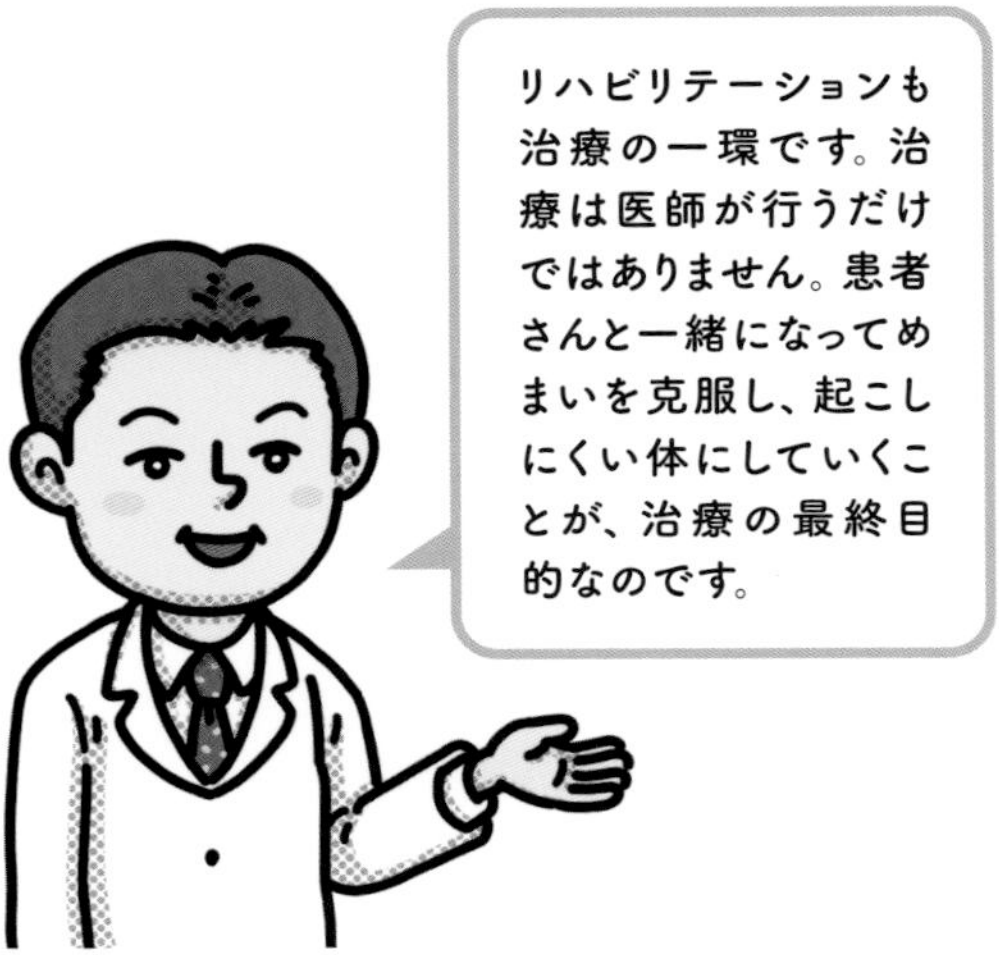
リハビリテーションも治療の一環です。治療は医師が行うだけではありません。患者さんと一緒になってめまいを克服し、起こしにくい体にしていくことが、治療の最終目的なのです。

克服に向けての道 最先端のリハビリ療法

平衡器の前庭機能を高め体の感覚器官を鍛えていく

平衡感覚の異常により起こるめまいを克服するには、**平衡器である前庭**（内耳）**の働きを高めることが有効**です。さらに**足底や頸椎、目といった感覚器官も鍛えていきます**。これをリハビリ療法といいます。リハビリは理学療法士や作業療法士の指導によって行いますが、リハビリ内容によっては個人で実行することもできます。生活習慣の改善と並行して取り組みましょう。

めまいリハビリのフローチャート

リハビリの内容や強度、期間などは症状によって違う。
個人差もあるが、確実な効果を目指していく。

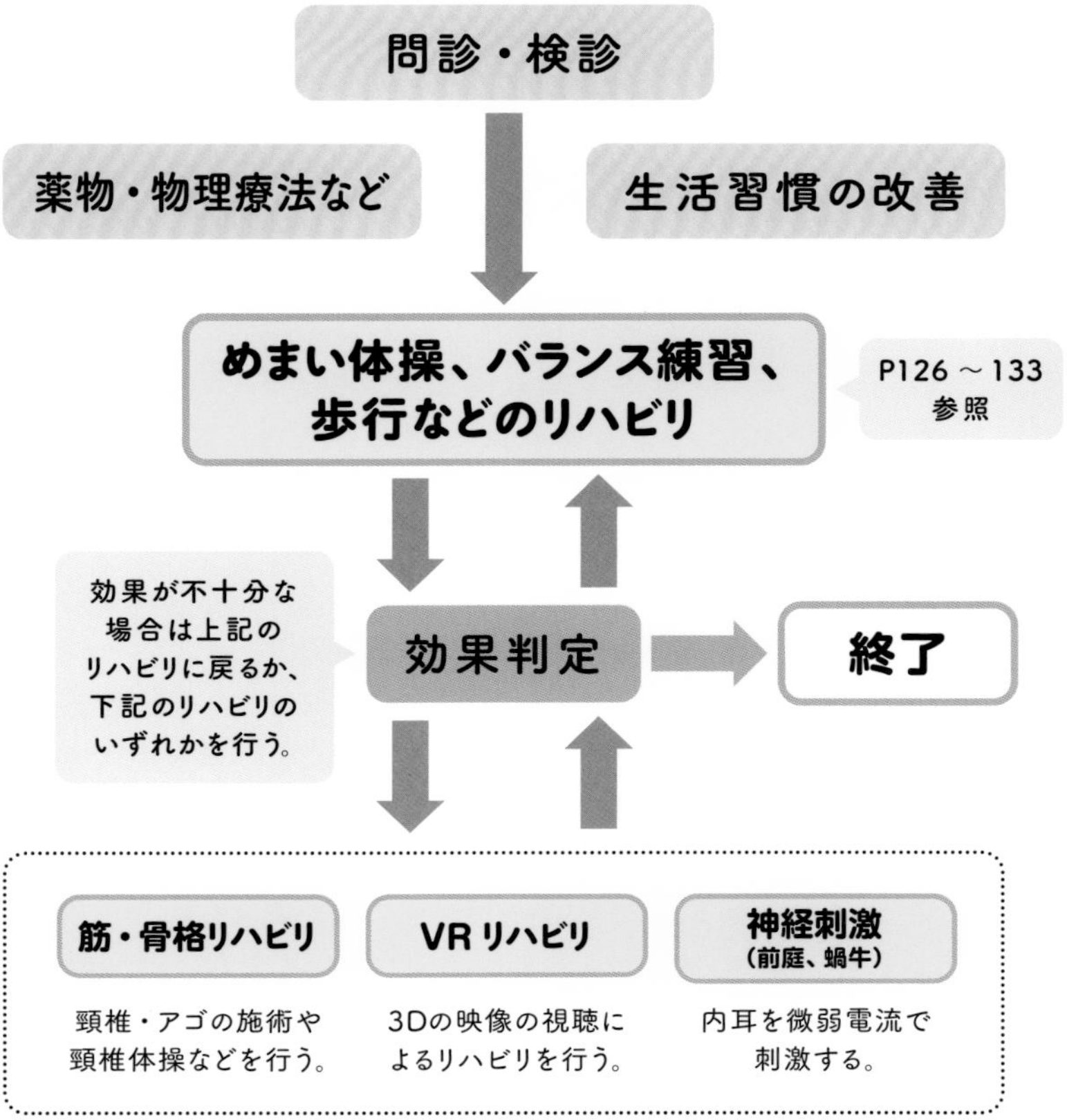
問診・検診
薬物・物理療法など
生活習慣の改善
めまい体操、バランス練習、
歩行などのリハビリ
P126 ～ 133
参照
効果が不十分な
場合は上記の
リハビリに戻るか、
下記のリハビリの
いずれかを行う。
効果判定
終了
筋・骨格リハビリ
頸椎・アゴの施術や
頸椎体操などを行う。
VR リハビリ
3Dの映像の視聴に
よるリハビリを行う。
神経刺激
(前庭、蝸牛)
内耳を微弱電流で
刺激する。

※当院のリハビリ療法の流れ。

めまいに関するある話❸

どんなときに救急車を呼ぶべきか？

どんな病気やケガでも救急車を呼ぶ判断は難しいものです。呼ぶほどではなかったというケースもあれば、呼んでおけばよかったと後悔するケースもあります。では、めまいが起こったときはどうでしょうか？

意識消失があった場合は、周りの人は必ず救急車を呼んでください。多くの場合で脳に障害があります。また、嘔吐が頻回に起きている際も同様の判断が必要です。そのほか、頭痛、痺れ、痙攣、頭や体の片側の違和感などの神経症状がある場合も、内耳か脳かにかかわらず、血管障害が起きているので救急車を呼ぶべきでしょう。

夜間や明け方に起こるめまいも要注意です。メニエール病は日中に起こることがほとんどです。一過性のものなら経過観察をして判断するとよいでしょう。また、頭位を移動させてめまいがおさまるようなケースも同様です。

内耳に障害がある場合は、救急対応している病院に運ばれ、そのあとに耳鼻科の診療を受けることがあります。ただし、脳に障害がある、特に脳出血が疑われる場合は、ER（救急室）に搬送されます。めまいだから耳鼻科、という判断は軽率なので注意してください。

判断に迷う場合は、「救急安心センター事業（＃7119）」に電話をして相談しましょう。

3章

日常のケアと予防

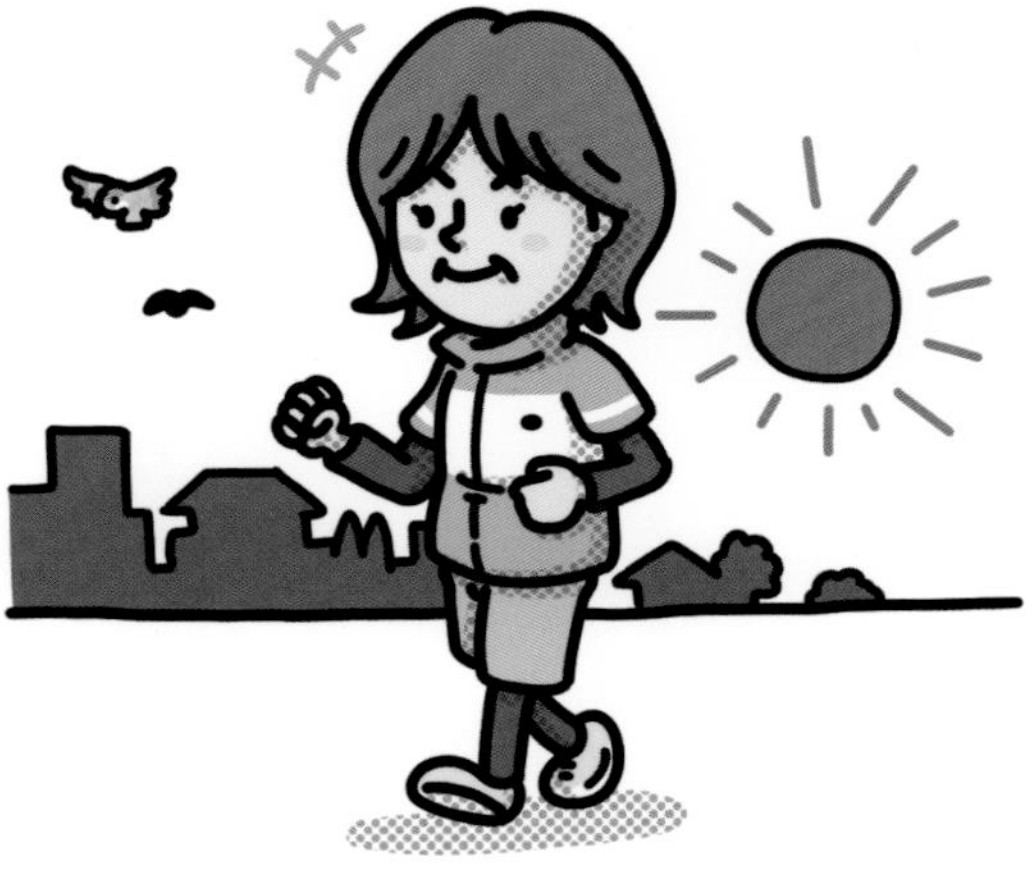

めまいに限らず、あらゆる病気は医師や薬が治していくものではない。常に当事者（患者）の努力が必要不可欠。大切なのは予防であり、それは生活習慣の改善と自己節制で効果を得られる。

めまいを防ぐための個人の心構え

生活習慣の改善と自己節制 〝健康は自分で守る〟

他国と比較して、日本には「薬が万能」と思っている人が多いといわれています。もちろんめまいの治療では薬物療法を行い、効果を得られていますが、これだけですべてが解決というわけではないのです。

めまいを克服するために重要なのは、**第一に生活習慣の改善、第二に自己節制、三、四が薬で、第五にリハビリ**です。無論、医師による治療だけで克服できるものではありませ

個人が持っておくべき覚悟

①最善の努力を誓う

「自分の健康は自分で守る」という自助意識が必要。生活を改められるのは自分次第。

②医師の指示に従う

薬の服用だけでなく、自己節制をし、生活習慣改善の指導を忠実に実行する。

③長期的に取り組む

症状が軽くなっても病気が完治したわけではない。“次にくるめまい”への予防は長期にわたる。

自分の健康は自分で守るもの！

○ 治療を途中でやめてしまうケースの例

薬の服用を中止する

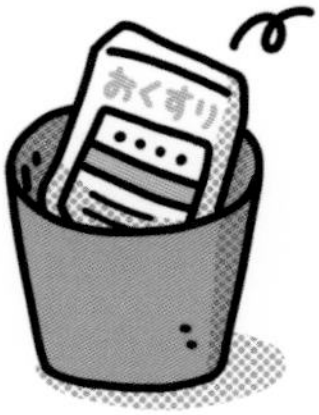

めまいの症状が起こらなくなっても、“次にくるかもしれないめまい”に対処しなければならない。

医師の指示を無視した生活

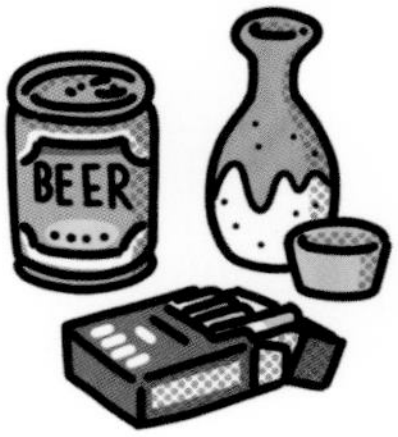

生活指導も治療のひとつ。指示を守ることに“責任”があることを自覚すること。

精神的に疲れてしまう

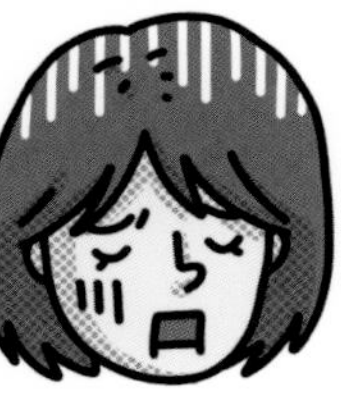

精神障害を感じた場合は、カウンセラーや医師に相談をし、適切な薬や指導を受けるとよい。

ん。めまいの背景因子を突き止め、治療をしていったとしても、また病気になる要因を作りだしては意味がないのです。言い換えると、病気を誘引するような生活を送っていては、いつまでたっても健康は訪れません。「自分の健康は自分で守る」という自助意識が必要で、それには努力も求められます。**生活習慣の改善と自己節制**です。

これは、なにもめまいに限ったことではありません。さまざまな病気に関係しているのです。めまいを誘発させないケアと予防は、あらゆる病気の予防になるともいえるでしょう。ただし、生活習慣の改善がストレスになっては元も子もありません。

次ページから適切な改善方法について解説していきます。

セルフ

ケアと予防②

朝・昼・夜で意識する生活習慣改善のすすめ

快食快便と適度な運動で血液循環を促すこと

生活様式は個人差があるものですが、朝、昼、夜に一日を区分けして見直しましょう。起床や就寝時間を明確に定めるものではありません。そのうえで**大きなポイントになるのが、食事と運動**です。

食事のキーワードは「快食快便」。便秘は血行不良を招き、めまいの大敵です。また耳鼻科で手術を行うこともありますが、止血のために薬を使用していても便秘薬を乱用していると、

朝

- 体操&ウォーキング
- 白湯や海洋深層水、牛乳などを飲む
- 納豆や果物を食べる
- 快便を心がける
- 降圧剤を要する人は服用
- 電車やバスは立つことを心がける

昼

- 昼食は腹八分目を心がける
- 間食は15時までを目安にする
- 軽い運動を取り入れる
- 休憩中は姿勢をくずさない

夜

- コップ1杯の水を飲み、ぬるま湯で半身浴する
- 湯船でふくらはぎをマッサージする
- 夕食は塩分、油、肉類を控え、腹八分目にし、就寝の3時間前までにすませる
- 薬の服用を忘れないこと
- 寝る前にコップ1～2杯の冷たい水を飲む
- 寝る前や夜中の排尿時にふくらはぎをマッサージする

手術後に思わぬ出血をする例があります。快便を促すには、**ミネラルを豊富に含む海洋深層水や食物繊維が豊富な野菜をとることが有効**です。また**肥満を招く食事も血流を阻害するので控えましょう**。

運動の目的は、心臓の働きを助けること。**息がはずむくらいの速さでウォーキングすると、全身に送られる血液量が増えます**。高血圧症や低血圧症、動脈硬化の予防につながるわけです。平衡感覚を鍛えるトレーニングもおすすめです。

そのほか、入浴や余暇の過ごし方などで注意するべきこと、自己節制をするべきものがあります。次ページから詳しく解説していきます。

セルフ

ケアと予防 ③

心臓の働きを助けるウォーキングを日課に

全身の血液量を増やし自律神経のバランスを整える

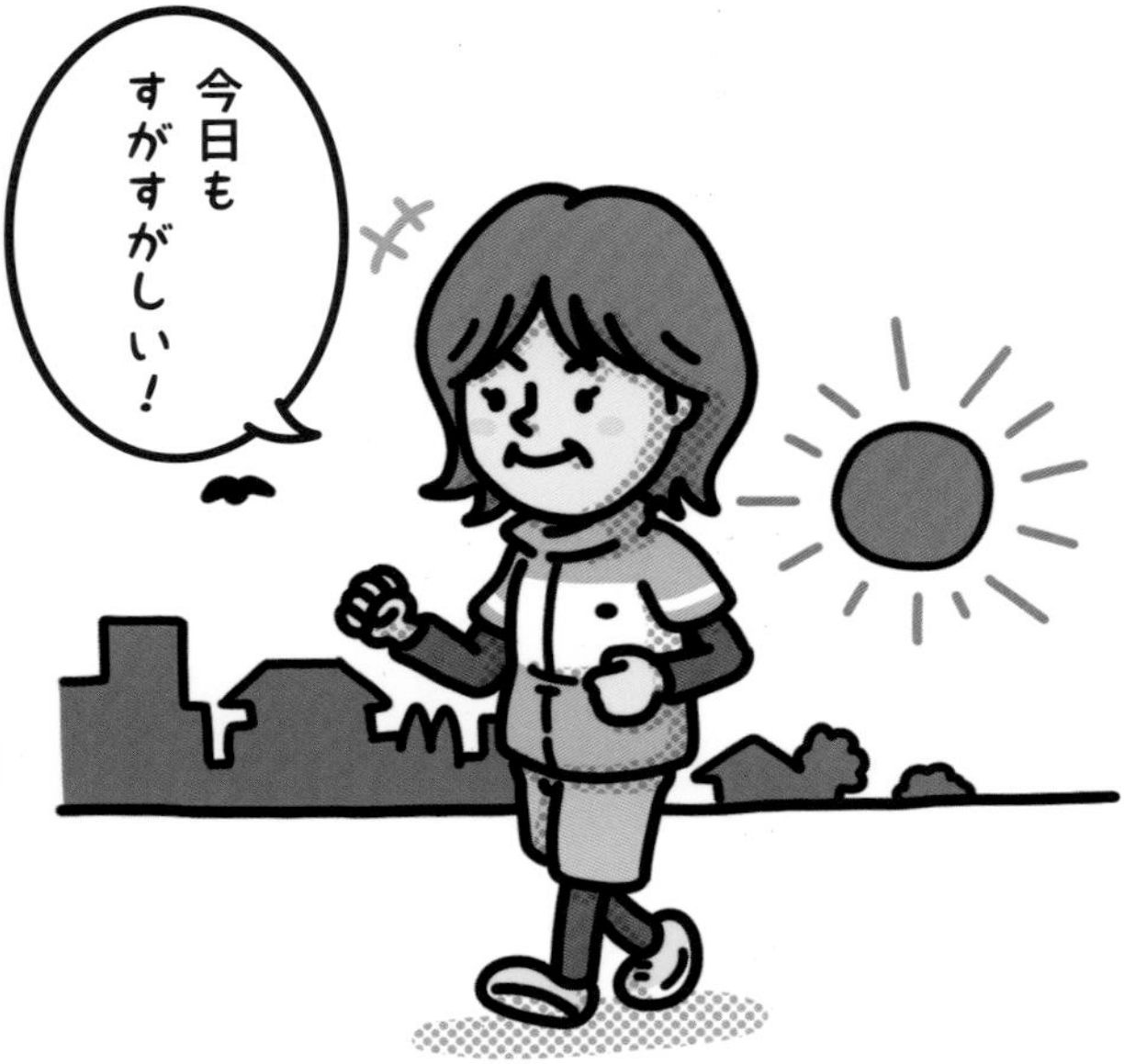

運動することで、全身に運ばれる血液量を増やせます。心臓は血液を送りだすポンプの役割ですが、足先からの血液を戻し、頭の先に血液を送るという重力に逆らった働きは、大きな負担がかかっています。そして**心臓の働きは、ある程度の年齢になると徐々に低下していきます**。少し速く歩くと、息がはずみます。すると体は血液を求めます。これが血液量を増やすメカニズムです。また、**運動は**

ウォーキングは朝がおすすめ

メリット 一日1〜2回で生活リズムを作れる

自律神経が刺激されることで、内臓の働きが高まる。日光を浴びることは、精神安定にもつながる。

歩き方 20〜30分間、速歩きで

息が少し上がるくらいのペースと時間にする。それにより全身に送られる血液量が増える。

注意事項 気温への対策と水分補給

日差し対策や暑さ対策、防寒をする。水分補給も忘れないように。運動前には準備体操をすること。

一日に2回のウォーキングをするためには、朝に1回は行っておくとよい!

血液中の中性脂肪やコレステロールを善玉に変える効果もあります。

目安は一日1〜2回、1回のウォーキングは20〜30分。特に**朝のウォーキングは、自律神経の働きを高めることにつながります。**内臓の働きの多くは自律神経によってコントロールされています。自律神経には活動モードの交感神経と、休息モードの副交感神経がありますが、**日中は交感神経が優位で、14時以降に副交感神経が徐々に優位になっていくようなバランスが大切**です。

さらに朝日を浴びることは、セロトニンという物質の生成につながり、これは精神安定に作用するほか、夜になるとメラトニンという物質の生成に活かされ、睡眠を促す作用があります。

セルフ

ケアと予防④

平衡感覚を鍛えるための軽い運動を取り入れる

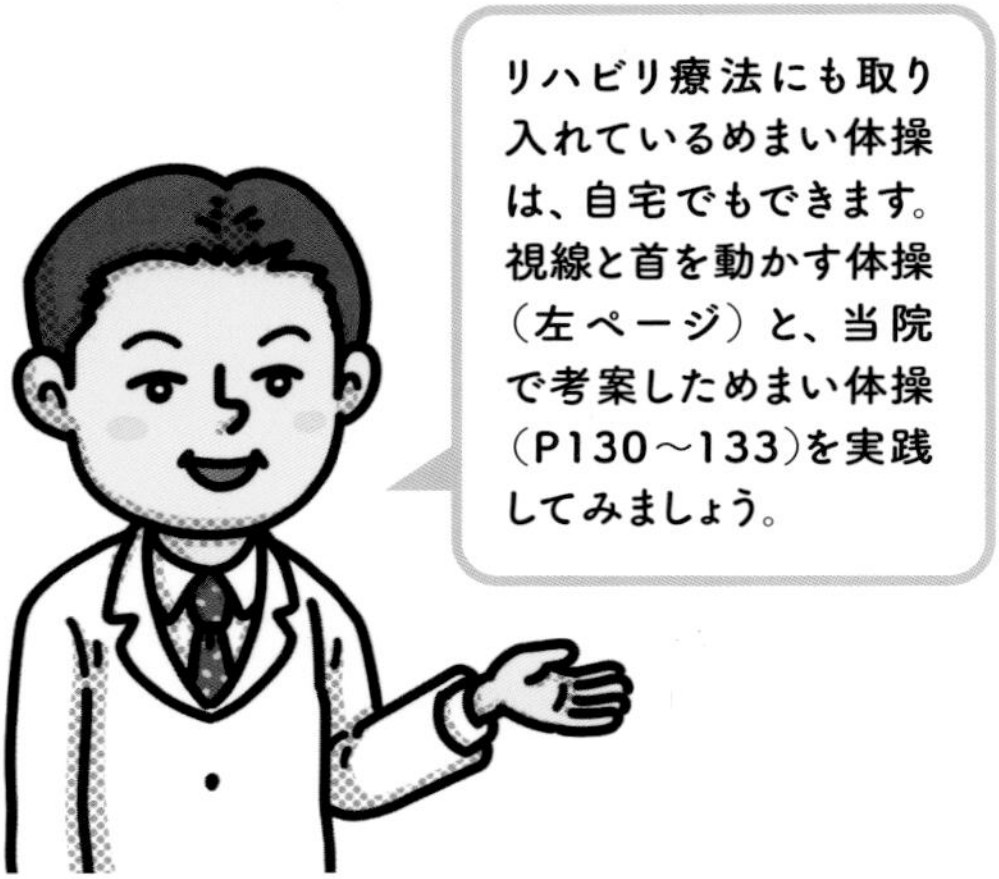
リハビリ療法にも取り入れているめまい体操は、自宅でもできます。視線と首を動かす体操（左ページ）と、当院で考案しためまい体操（P130〜133）を実践してみましょう。

平衡感覚は鍛えられる 脊椎のゆがみも改善する

三半規管に耳石が入ったことによるめまいは、平衡感覚を鍛えることで解消されることがあります。もちろん耳の中を鍛えることはできませんが、足腰や目を訓練することでかないます。また浮動性のめまいのリハビリ療法として当院で考案した体操は、**平衡感覚を養いながら、頸椎を中心に脊椎のゆがみを正していきます**。臨床現場で高い効果が出ており、日常生活に取り入れられるものです。

視線と首を動かす「めまい体操」

1 速い横

イスに座り、両腕を伸ばして肩幅より広く開く。左右の親指を交互に見る。

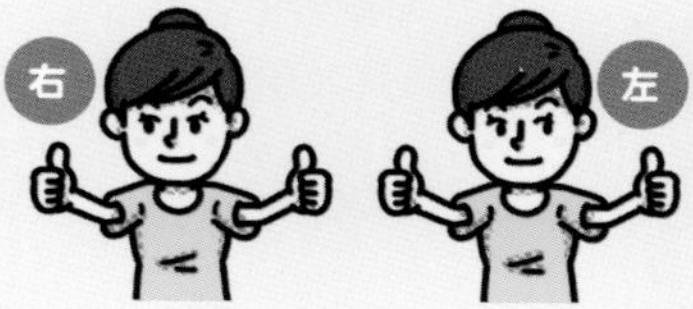
右
左

2 速い縦

右腕を上にして左手を前に伸ばす。上下の親指を交互に見る。

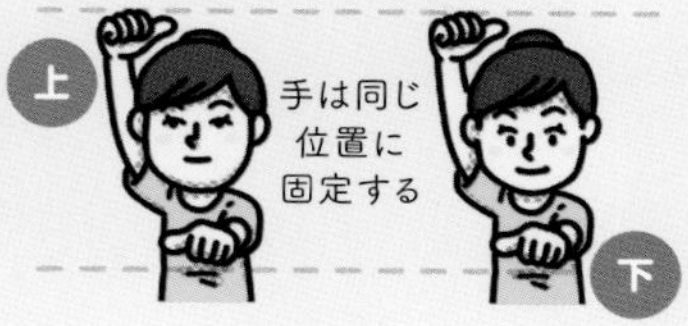
上
手は同じ位置に固定する
下

3 ゆっくり横

左手でアゴを押さえて固定し、右腕を左右にゆっくり動かす。右手の親指の先を目で追う。

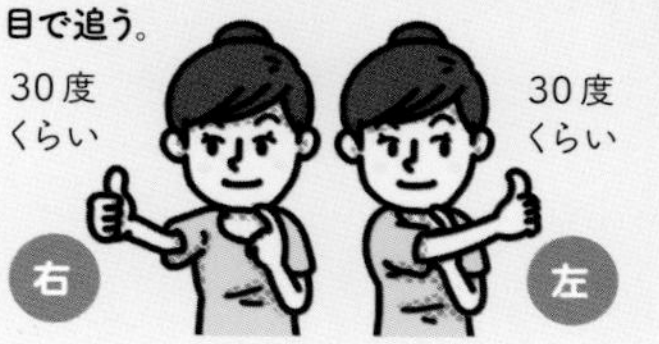
30度くらい
30度くらい
右
左

4 ゆっくり縦

3と同じ体勢で右腕を上下にゆっくり動かす。右手の親指の先をゆっくり追う。

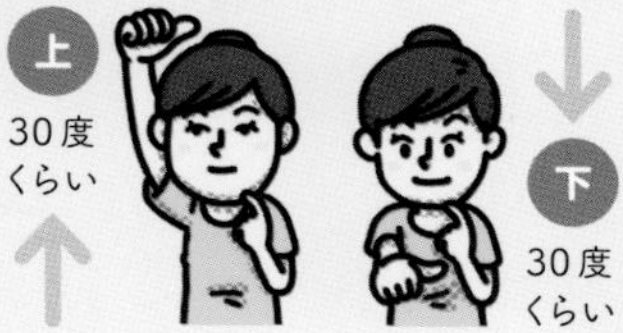
上
30度くらい
下
30度くらい

5 振り返る

腕を体の正面に突きだす。親指を正視したまま、頭を左右に30度ずつ回す。

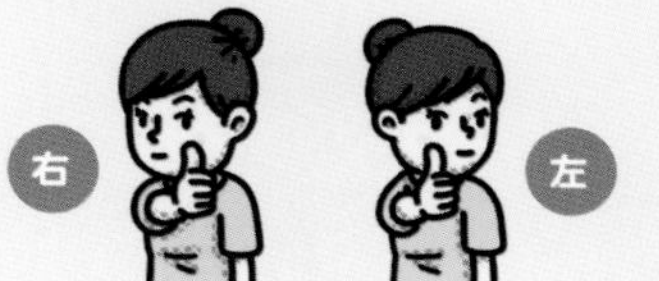
右
左

6 上下

腕を体の正面に突きだす。親指を正視したまま、頭を30度ずつ上下する。

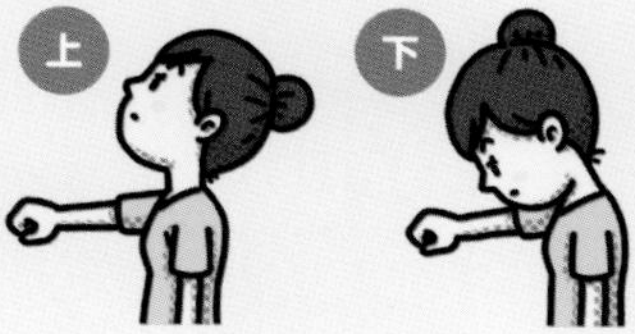
上
下

【ポイント】

●1～4

- 頭は動かさない。
- それぞれ20回、声を出して数えながら行う。

※イラストは利き手が右手の場合

●5、6

- グラッとしても中止しない。
- 視線は親指から離さない。
- それぞれ20回、声を出して数えながら行う。
- 1秒間に1往復を目安とする。

出典：横浜市立みなと赤十字病院耳鼻いんこう科の行っているリハビリを編集

めまい体操 パート5

平衡感覚を養い、体のゆがみを正し、
平衡機能を高めていく、5つのパートで構成された体操。
各パート、朝と夜に1セットずつ、夜は寝る1～2時間前に行う。

パート1 タオル踏み体操

感覚受容器が多数存在する足の裏を、不安定な状態で刺激してバランス感覚を養う。

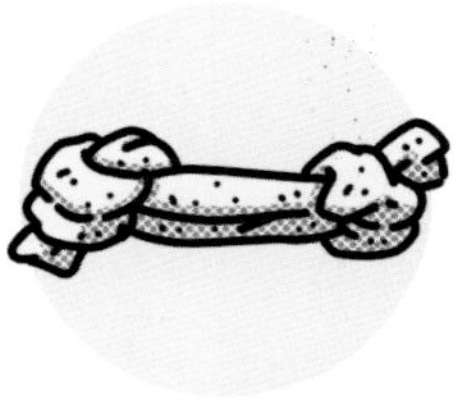

タオルの両端に結び目を作り、床に横向きに置く。

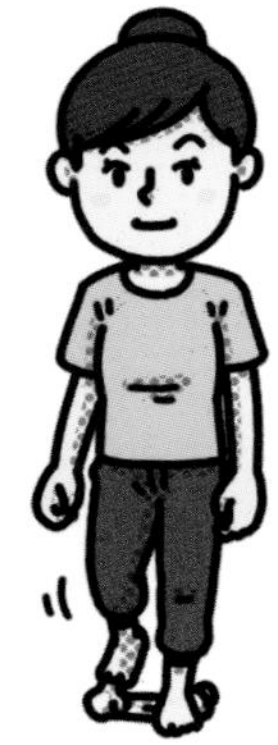

結び目に足の裏が当たるように、1分間（左右50回でもOK）足踏みをする。

パート2 タオル体操

首の動きをよくすることで柔軟性を高め、血流を改善する。

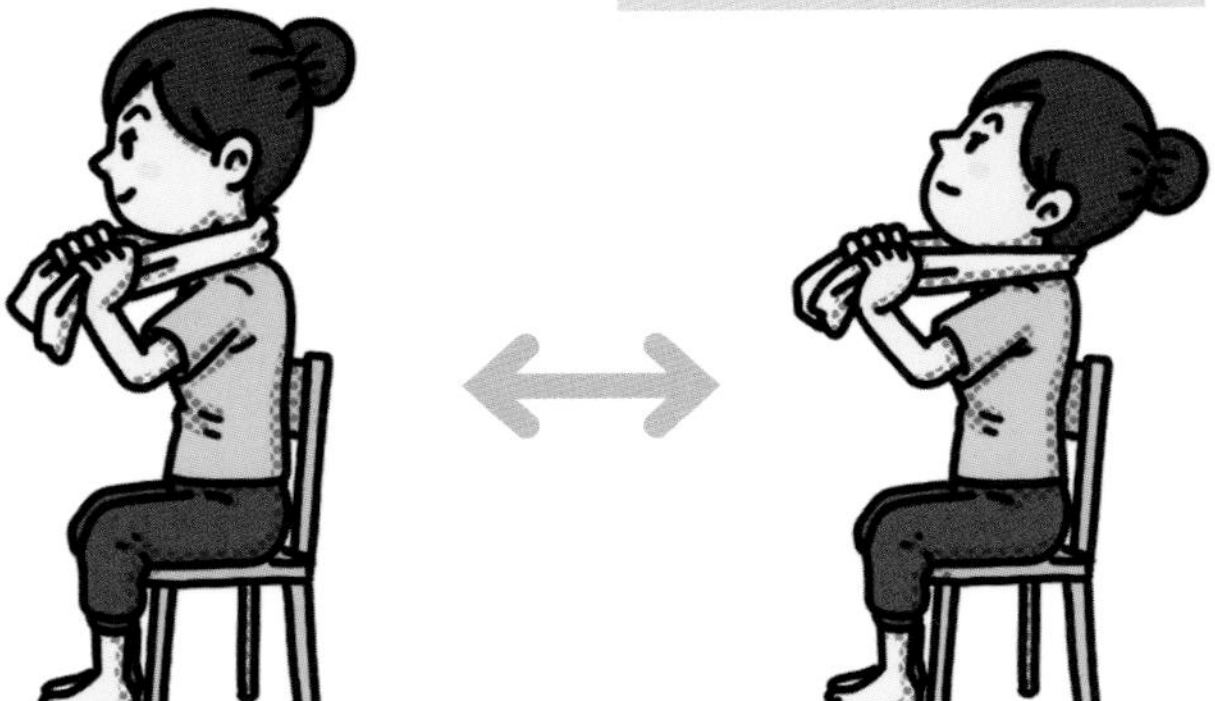

イスに座ってタオルの両端をそれぞれの手で持つ。タオルの中心が首に当たるようにし、軽く前に引っ張る。

タオルの中心を支点にして上を向き、もとに戻す。これを10回繰り返す。背中が丸まらないように注意。

パート3 背骨の体操 レベル1

**頸椎を中心に脊椎のゆがみを正し、血流を改善。
体調が悪いときは控えよう。**

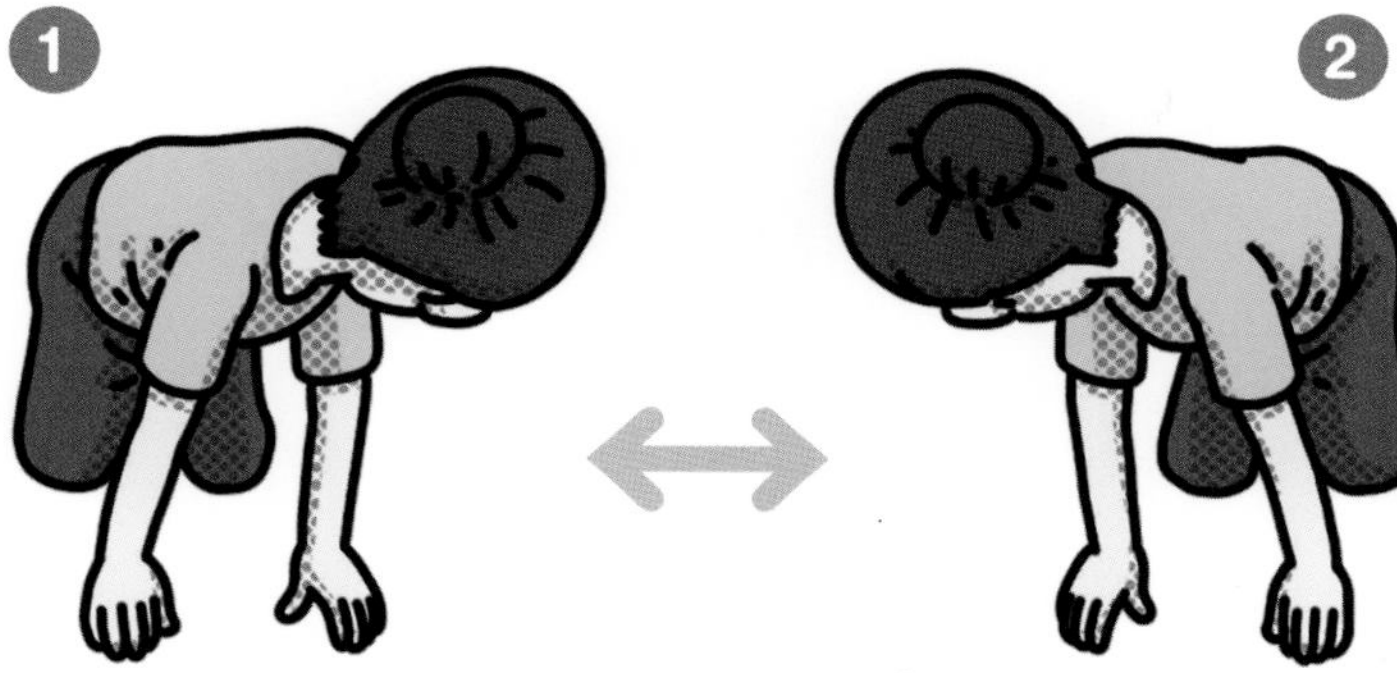

四つんばいになり、背骨をしっかり動かして左後方を見る。

❶とは反対に右後方を見る。
❶と❷を交互に10回繰り返す。

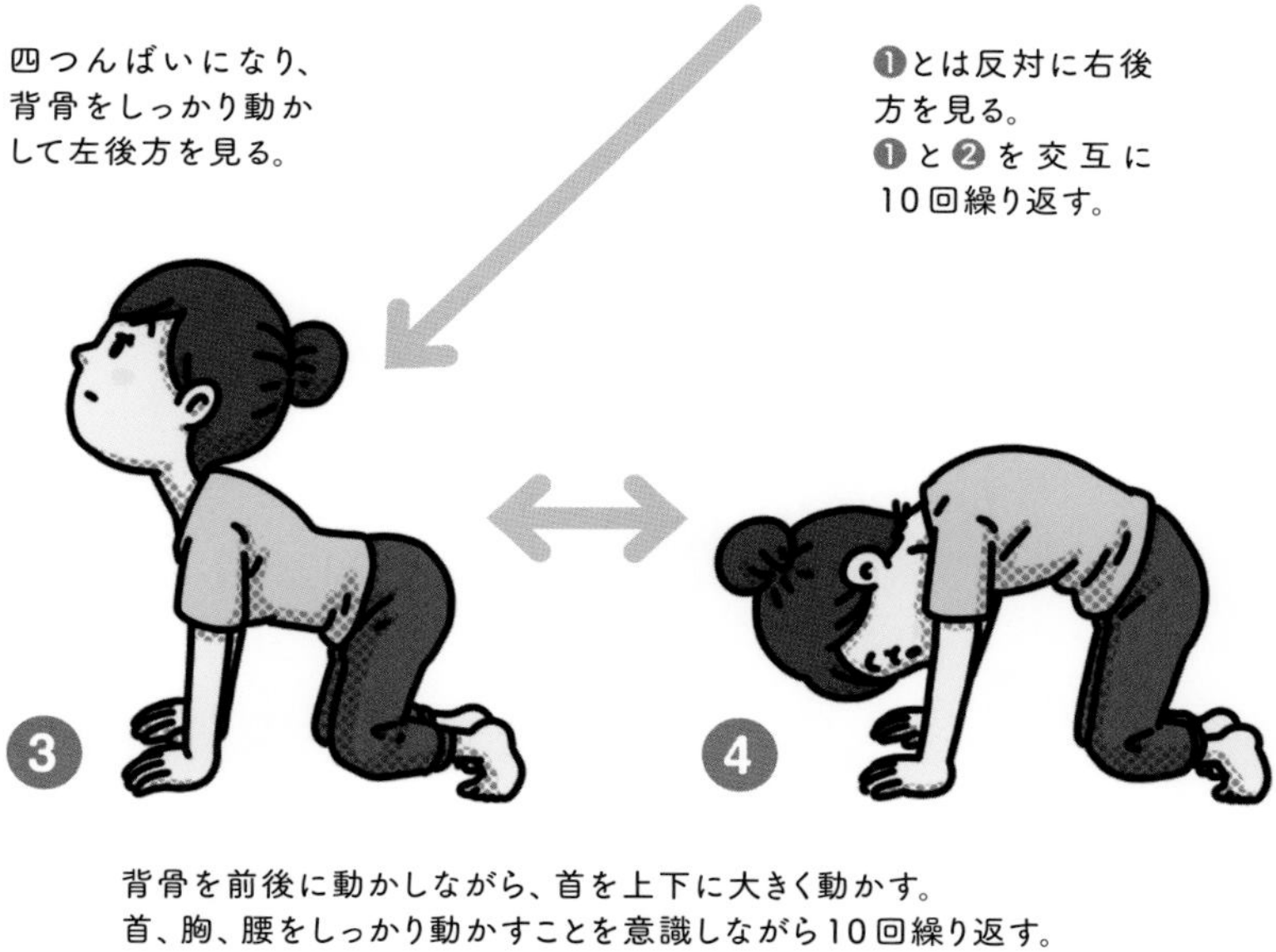

背骨を前後に動かしながら、首を上下に大きく動かす。
首、胸、腰をしっかり動かすことを意識しながら10回繰り返す。

パート4　背骨の体操 レベル2

背もたれのあるイスに座って行うバージョン。
落ちないように注意して行うこと。

❶

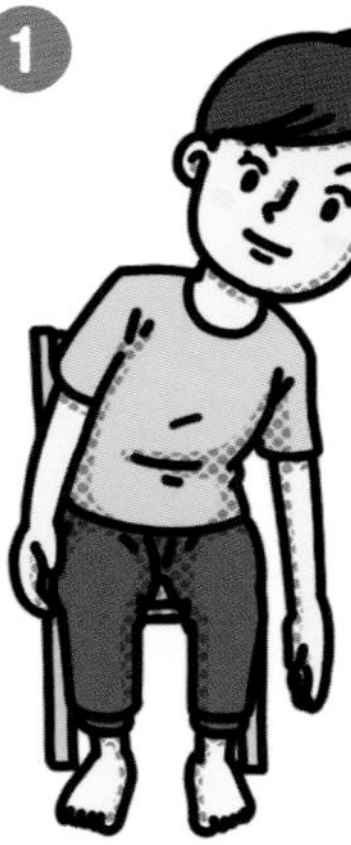

イスに座って足を肩幅に開き、一点の目標物を見つめながら上体を左にできるだけ傾ける。

❷

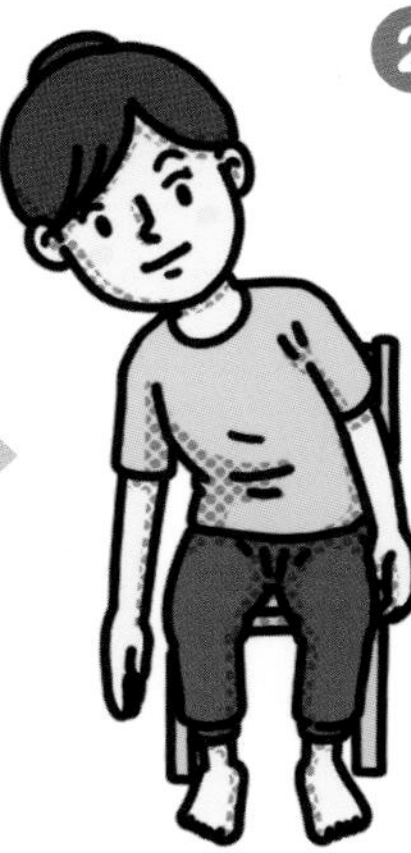

❶とは反対に右に傾ける。❶と❷を交互に10回繰り返す。

❸

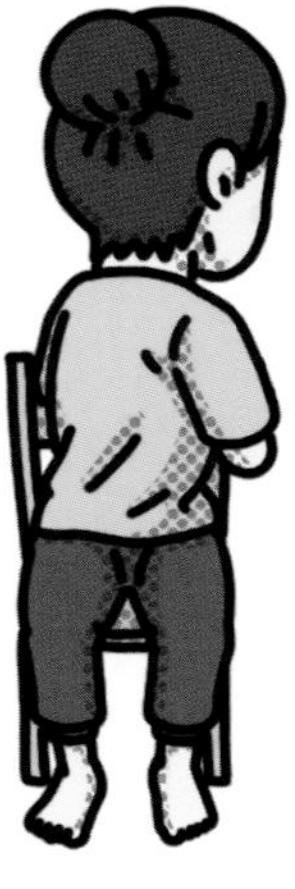

上体を左にできるだけひねる。

❹

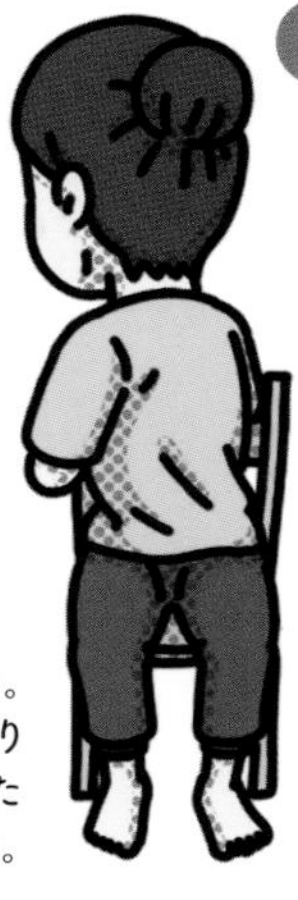

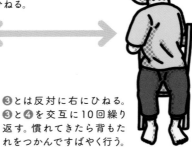

❸とは反対に右にひねる。❸と❹を交互に10回繰り返す。慣れてきたら背もたれをつかんですばやく行う。

パート5 背骨の体操 レベル3

立った姿勢で行うバージョン。体調が悪いときやバランスがとれない場合は無理をしないように。

❶

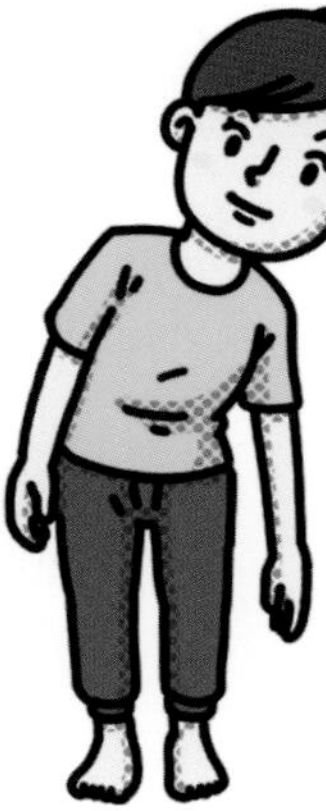

足を肩幅に開いて立ち、一点の目標物を見つめながら上体を左にできるだけ傾ける。

❷

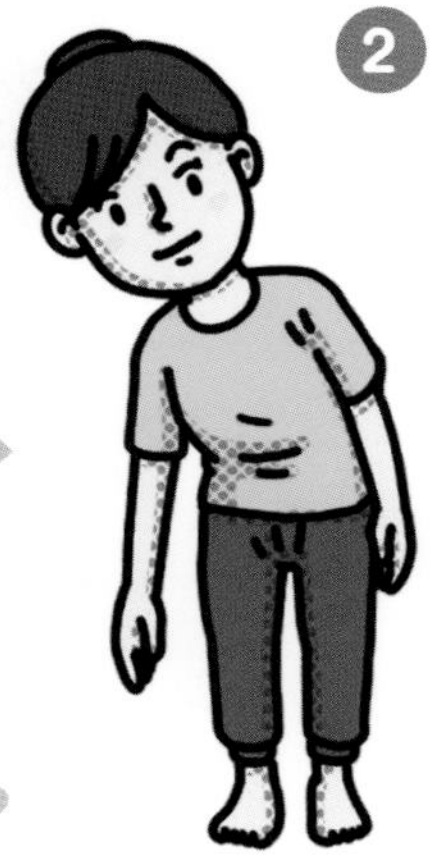

❶とは反対に右に傾ける。❶と❷を交互に10回繰り返す。

❸

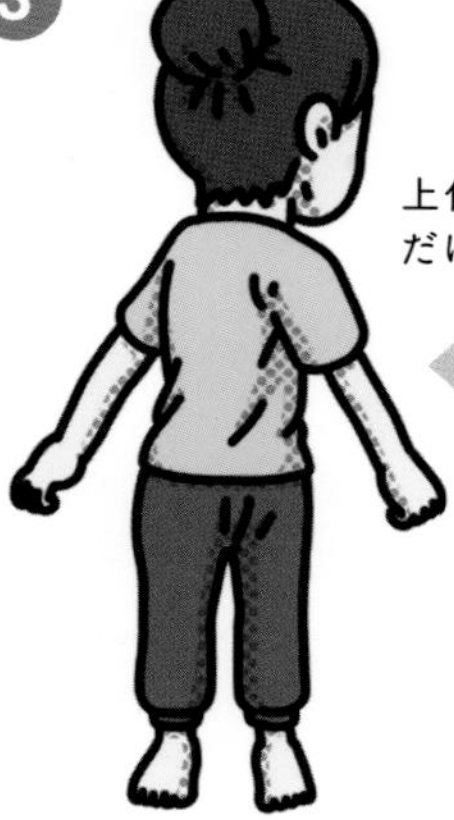

上体を左にできるだけひねる。

❹

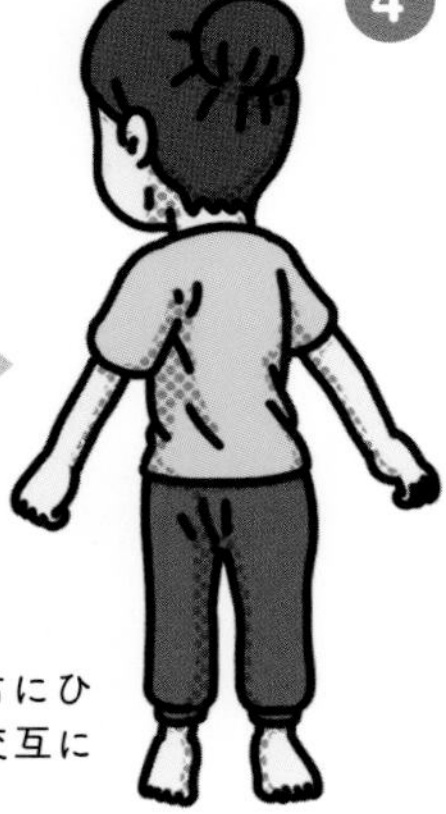

❸とは反対に右にひねる。❸と❹を交互に10回繰り返す。

セルフ

ケアと予防⑤

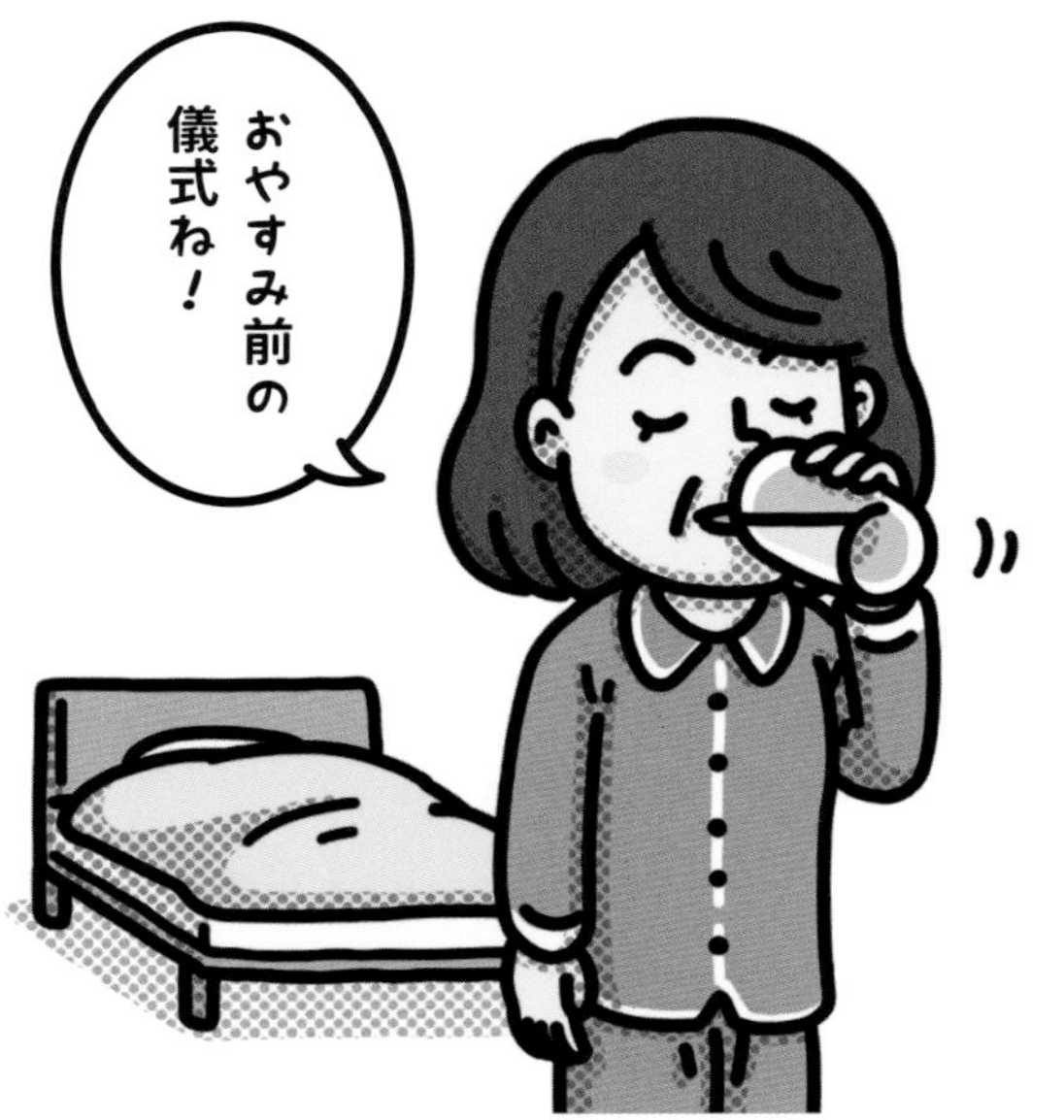

血栓の生成を防ぐために こまめな水分補給を

就寝前と入浴前は必須 お酒やカフェインは留意を！

血流を阻害するものに血栓（血液の固まり）があります。これは体内の水分量が減少すると、血液の粘りが増して現れます。**血栓の生成を防ぐには水分補給**です。いわゆる血液サラサラの状態を保つわけです。特に**就寝前はコップ1〜2杯の冷たい水を飲みましょう**。睡眠中に血栓が生成されるのを防ぐ目的です。なお夜間に尿意を催した際は、ふくらはぎをマッサージし、1〜2分体を慣れさせてトイ

水分補給のタイミングと水分内容

タイミング

起床時、運動前後、入浴前後、就寝前

入浴前と就寝前は必ず水分補給をすること。血栓の生成を避ける、便秘を解消するためにこまめな補給を心がける。

水分量と種類

コップ1～2杯の水や牛乳

白湯やミネラル豊富な海洋深層水がおすすめ。便秘解消には牛乳も有効。コップ1～2杯の水分をこまめにとること。就寝前は体温を下げたいので、冷たい水がよい。

気をつけたい飲料

お酒やカフェイン飲料、炭酸類

アルコールは脳幹や小脳を麻痺させる作用があるので飲酒はほどほどに。飲む場合は糖質を含まない芋焼酎などの蒸留酒がおすすめ。カフェインや炭酸などは中枢神経を興奮させる作用があるので日中に飲み、夜は控える。

レにいくように。ふくらはぎは第二の心臓ともいわれ、マッサージで静脈の滞りを解消できます。入浴時や寝る前に行うのも有効です。

また**入浴前も同様に水分補給**をしてください。血液をサラサラにしておくことで、心臓の負担を減らせます。運動前後や食事での水分補給も忘れないようにしてください。

飲み物は海洋深層水がおすすめです。体に不足しがちなミネラルが豊富で、便秘改善の効果もあります。アルコールは、内耳前庭や視覚、足先からの深部知覚などの情報を集める脳幹や小脳を麻痺させてしまうので飲酒はほどほどに。また、**コーヒーや紅茶、緑茶などは夜の摂取を控えるのがよいでしょう**。カフェインには中枢神経を興奮させる作用があるためです。

セルフ

ケアと予防⑥

体温変動に合わせた自律神経を働かせる食事

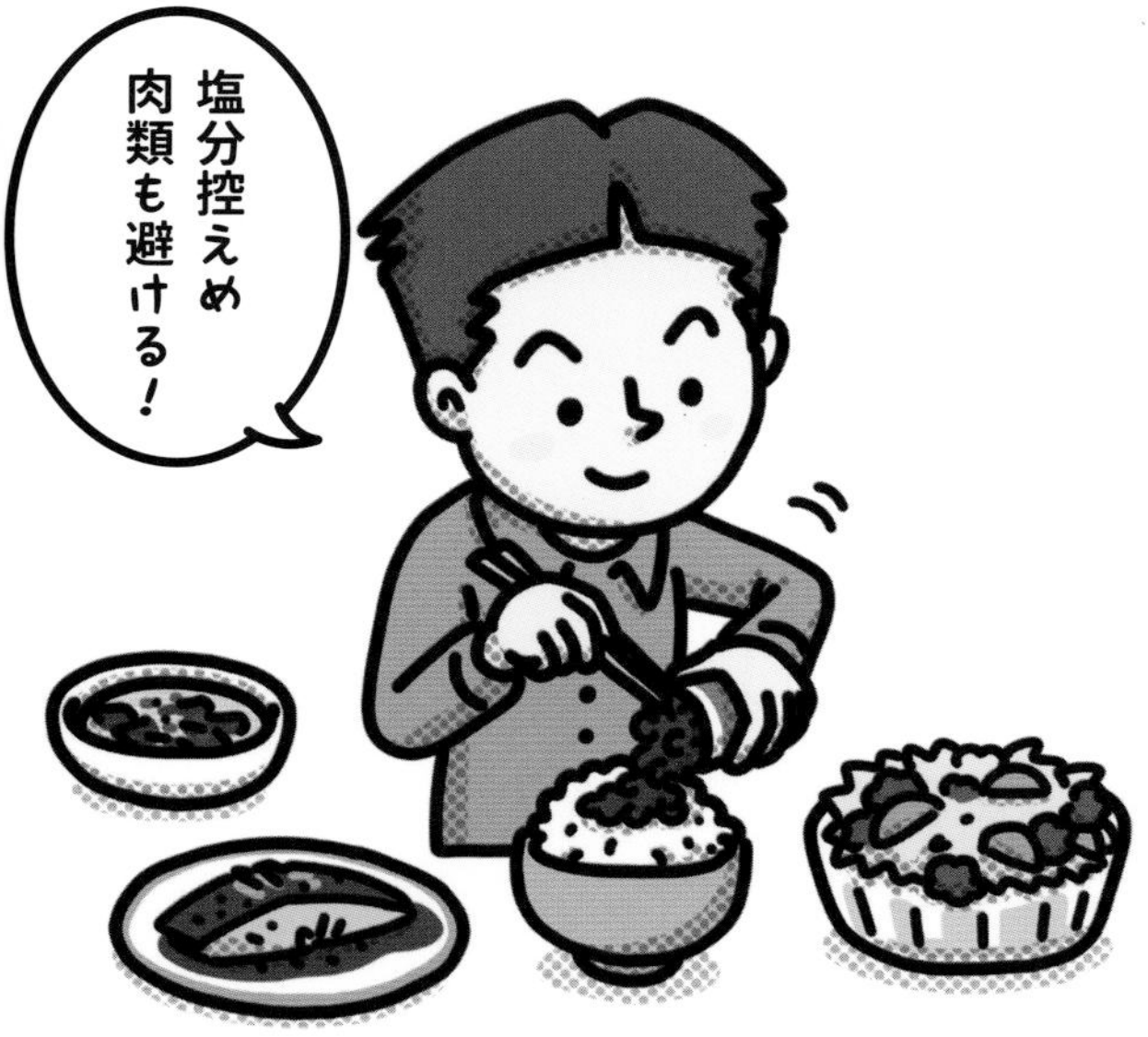

生体リズムを導く腸内時計を食事で整える

栄養バランスの悪い食事や、肥満につながる食事がよくないことは、耳が痛いほど聞かされているでしょう。塩分、肉類の脂質の過剰摂取は厳禁で、食物繊維やミネラルが豊富な野菜や海藻類を意識的に摂取したいものです。めまいは腸の状態とも関係しています。腸の状態をよくする方法は、自律神経のバランスを安定させることです。これには体温も深く関わっています。

体温の理想的な変動曲線と食事の関係

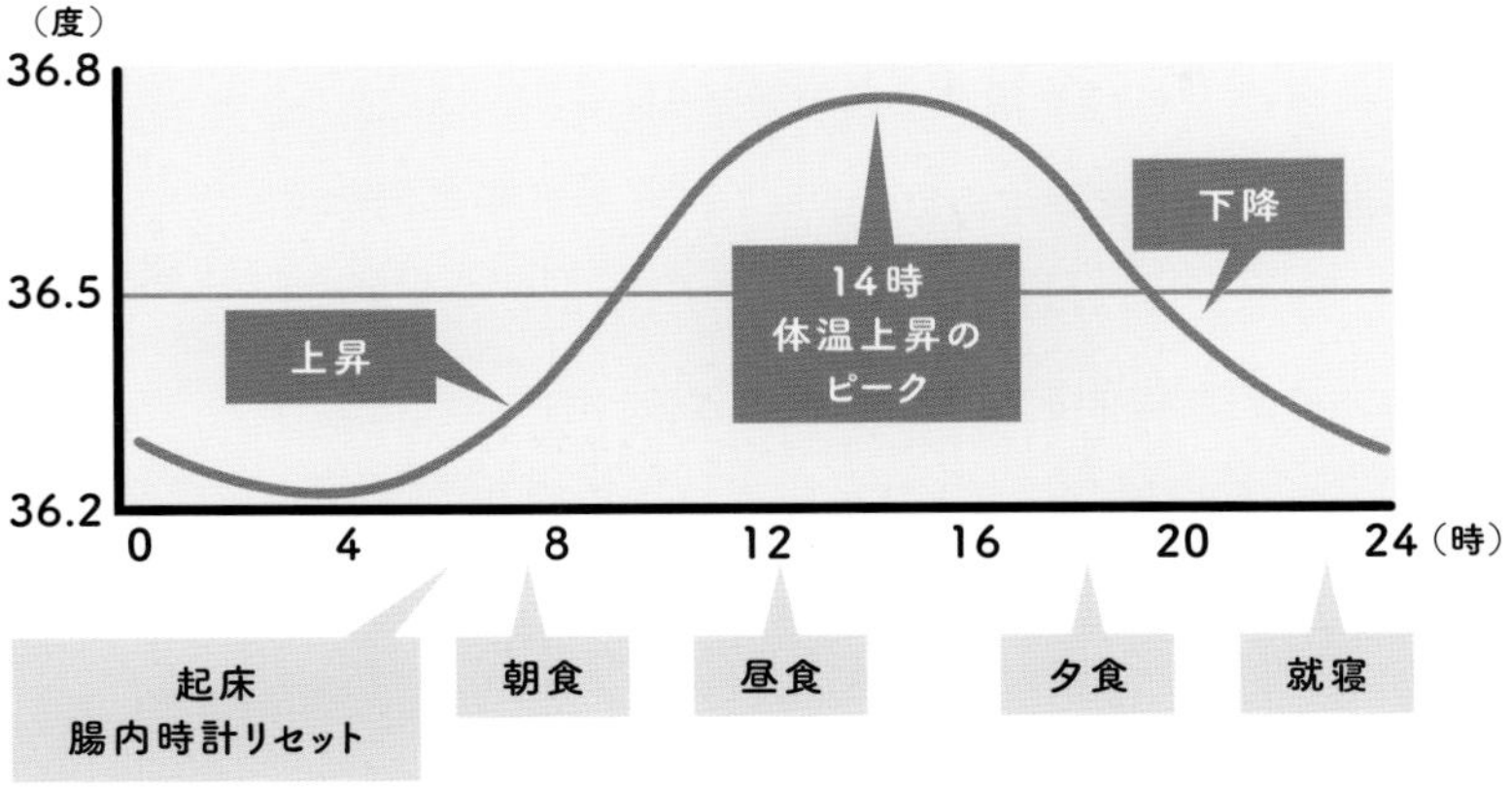
（度）
36.8
36.5
36.2
0
4
8
12
16
20
24（時）
上昇
14時
体温上昇の
ピーク
下降
起床
腸内時計リセット
朝食
昼食
夕食
就寝

体温を上げることで基礎代謝がよくなり、免疫力が高まることは知られています。ただ、常に体温を高くすればよいというわけではありません。**一日の中で体温が理想的な曲線を描くことが重要**だとされ、それを導くのに「時間生物学」に基づいた「時間栄養学」というものがあります。

人間には体内時計というものが備わっており、朝起きてから徐々に体温が上昇し、14時をピークに徐々に低下し、睡眠時に最も低くなります。**この曲線を描くような体温変動ができれば自律神経のバランスが安定する**わけです。時間栄養学はこのメカニズムを食事に当てはめたようなもので、それは〝腸内時計〟を整えるとも表現できます。

特にフワフワのめまいに効く
食事の基本7か条

❶朝起きたらコップ1杯の白湯を飲む

❷朝食は体を温める食材をとる

❸昼食は軽めにして80～100gの糖質を摂取する

❹おやつにはコップ1杯のハチミツレモン水を飲む

❺夕食は体を冷やす食材をとる

❻寝る前にコップ1杯の冷たい水を飲む

❼抗酸化や抗炎症作用のある亜鉛を含む食材をとる

朝は温熱性、昼は平性、夜は寒涼性の食事に

体温の理想的な変動を導く食事は、**朝、人肌の温かさの白湯をコップ1杯飲む**ことから始まります。腸内時計をリセットするのと同時に、人間の活動に欠かせない副腎皮質ホルモンの分泌を促す目的があります。このホルモンが不足すると、無気力、不眠、頭痛といった症状を引き起こします。

朝食は摂食リズムを整えるために、また副腎皮質ホルモンの分泌を促す観点からも、しっかりとるべきです。食事内容は、**体を温める食材**を選んでください。またエネルギー源となる炭水化物、たんぱく質、塩分を適度にとるように。献立としては、ご飯、焼き魚（サ

朝食・昼食・夕食別のとりたい食材

朝食 温熱性の食材	昼食 平性の食材	夕食 寒涼性の食材
ショウガ、シナモン、サンショウ、ニンニク、長ネギ、香菜、クリ、松の実、鶏肉、エビ、もち米、黒砂糖など	ナガイモ、トウモロコシ、ジャガイモ、サツマイモ、ニンジン、大豆、黒キクラゲ、クコの実、卵、うるち米、ハチミツなど	トウガン、ナス、ゴボウ、ダイコン、キュウリ、トマト、ハクサイ、バナナ、ナシ、カキ（柿）、豆腐、小麦、そばなど
摂食リズムを整え、エネルギー源を！	ご飯類、麺類、パンで適度に糖質を！	寝る3時間前までには食べ終えたい！

➡ 魚介類、ナッツ類、ごまなどの亜鉛を含む食材はどの食事にも取り入れよう！

ケ)、卵料理、納豆、漬物という典型的な和食が一例です。

昼食は控えめの量に。大量摂取すると、食後に急激に上がった血糖値が反動で急降下してしまいます。これは動脈硬化を進行させる危険があります。14時を境に副交感神経が徐々に優位になっていくのが理想です。**糖質は80~100グラムを目安にすると、食後の血糖値の急激な上昇を抑制できます。**

おやつは、ハチミツレモン水がおすすめ。ビタミンやミネラルが豊富で、血行促進や疲労回復の効果があります。

夕食は体を冷やす食材を選んでください。食事制限はストレスを招くことになるので、食材選びはしっかり意識して、好きな食事をとるとよいでしょう。

セルフ

ケアと予防 ⑦

血液の循環をよくする ぬるま湯半身浴

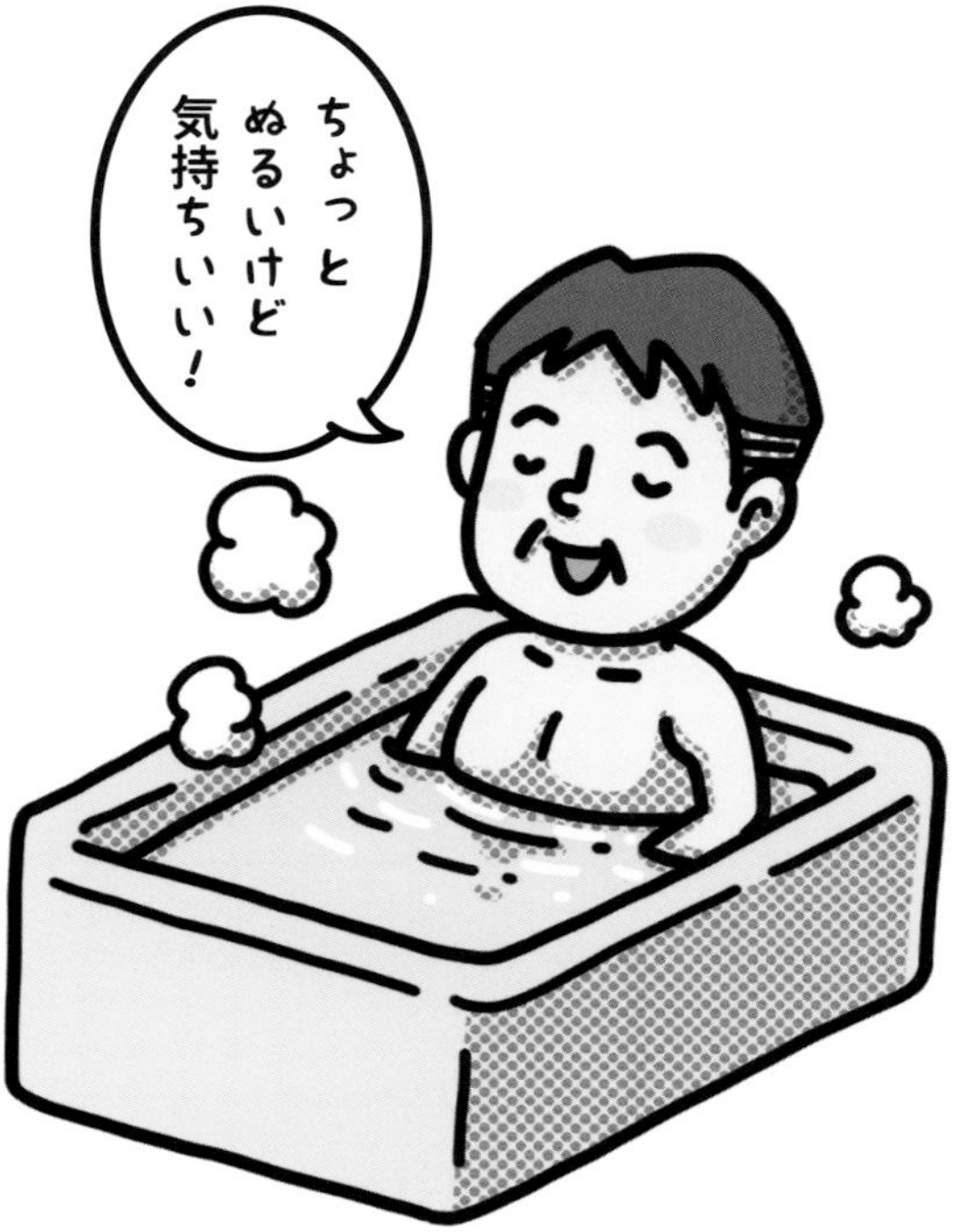

38〜40度のお湯が目安 浴室は暖めておくこと!

疲れやストレスを和らげる入浴は、めまいのケアと予防にも役立ちます。ただ、今までと同じような入浴をしていてよいわけではありません。いくつかの注意が必要です。

結論から申し上げますと、熱いお湯に長くつかることは、血圧を急変させるので、心臓に障害がある人や、脳血管障害予備軍には厳禁です。また、神経を高ぶらせることにつながり、めまいを増長させます。

ぬるま湯半身浴の効果と注意

効果 血液循環が活発になり、心が落ち着く

湯船にゆったりつかっていると次第に血管が拡張され、血流が促されて血液循環が活発になる。また副交感神経の働きも促され、心を落ち着かせてくれる。

温度と時間 38～40度で、長風呂は控える

少しぬるいと感じる温度が目安。下半身だけを湯船につける半身浴なら血圧の急変を防ぎ、リラックスできる。

注意事項 入浴前に脱衣所と浴室を暖め、水を飲む

血圧が急変しないように、脱衣所や浴室と部屋の温度差が出ないように準備。コップ1杯の水を飲み、血流を促しておく。

お湯の温度は38〜40度で、半身浴（下半身だけを湯船につける入浴法）をしてください。これにより血管が拡張され、血液の循環が活発になります。また自律神経の副交感神経の働きが促され、気分が落ち着きます。おすすめなのが、マグネシウム入りのバスソルト。マグネシウムは血行を促進する作用があります。

入浴前に脱衣所や浴室を暖めておくことも重要です。空気の温度差が大きいと血圧が急変し、脳血管障害を招いてしまうからです。さらに、**入浴前にコップ1杯の水を飲み、血液の循環を促しておくことも忘れないようにしましょう。**

この入浴法ならば、普段の入浴の仕方を少し変えるくらいで、取り入れやすいのではないでしょうか。

セルフ
ケアと予防 ⑧

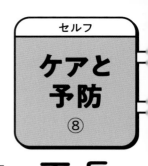

長時間のテレビ、飲酒、喫煙など不摂生を避ける

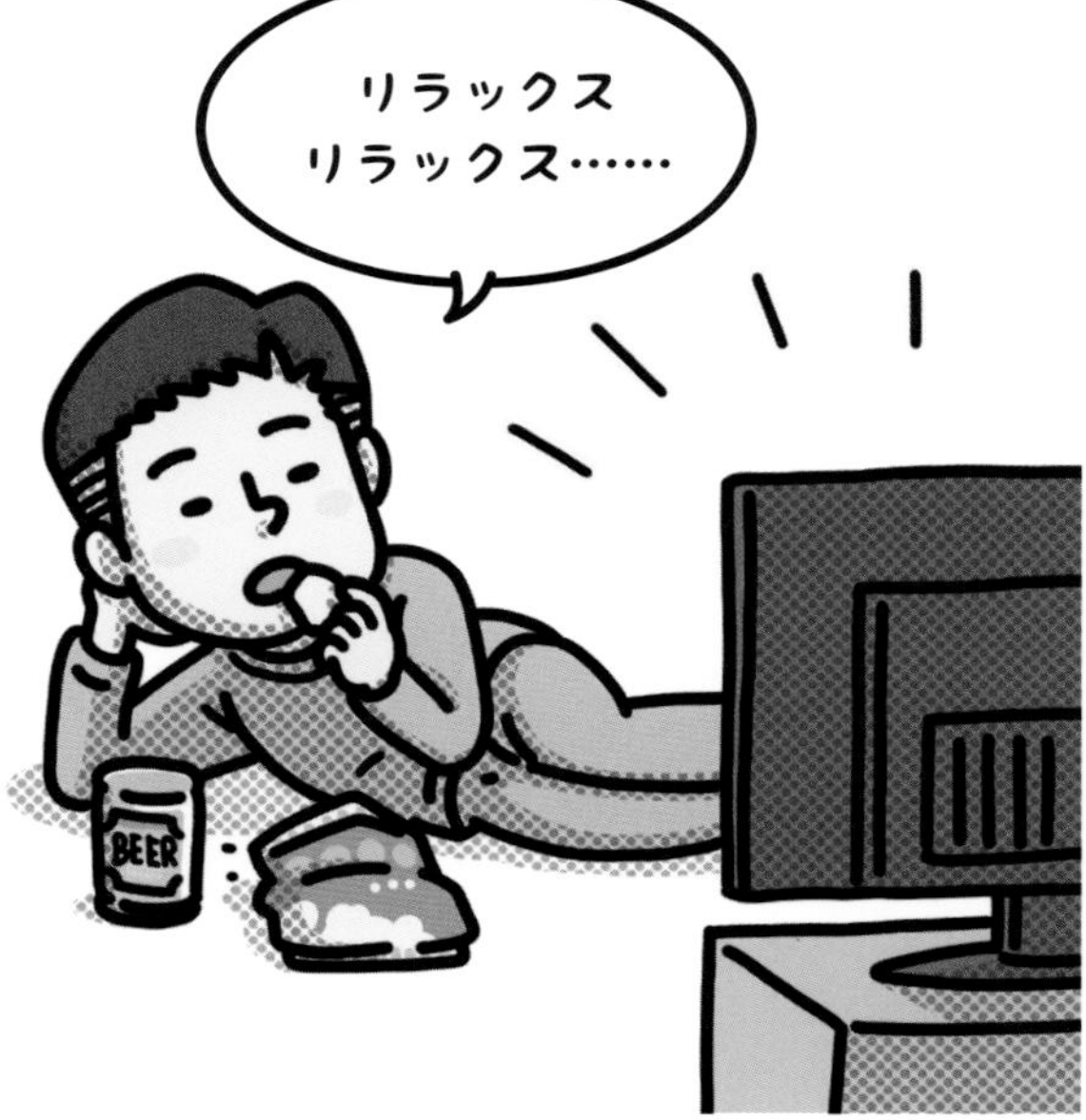

生活習慣を乱して血流を阻害しないこと！

めまいのケアや予防には、休息やリラックスできる時間が必要です。それはストレスをためないことにつながるからです。テレビ観賞もそのひとつではありますが、めまいがある人は注意を。まず、**激しく変化する画像を近距離で見続けることは、平衡感覚を狂わせます**。**大きな音も耳に悪影響を及ぼします**。また、見ているときの姿勢も注意が必要で、例えば**ひじ枕をしていると首の血流が悪くなり、**

めまいを誘引するNG行為

NG 長時間のテレビ観賞

激しく変化する映像は平衡感覚を狂わせ、大きな音は内耳の機能に悪影響を与える。血流が悪くなるような姿勢を長時間続けるのも危険。

NG 過度な飲酒

脳が異常をきたすくらいの量の飲酒は厳禁。禁酒がストレスにならないよう、量や頻度を調整することも検討したい。

NG 喫煙

血管を収縮させ、血液循環を阻害し、脳や内耳への酸素の供給量も減らしてしまう。やめられない人は禁煙外来の利用も検討する。

めまいを誘引してしまいます。

お酒に関しては先述のとおり、ほどほどに。カフェイン飲料や炭酸類は日中に飲み、夜は控えるのがよいでしょう。

喫煙は禁物です。めまいを確実に悪化させます。タバコに含まれるニコチンは、全身の血管を収縮させ、血液の循環を阻害する作用が強いのです。またタバコの煙には、赤血球と酸素の結合を阻害する一酸化炭素が含まれているため、脳や内耳への酸素の供給量を減らす要因になります。

長年続けてきた習慣をいきなり変えることにストレスを感じる人もいるでしょう。禁煙を助けてくれる医療機関もあるので、相談してみてください。

セルフ

ケアと予防 ⑨

長年使用してきた毛染め液がめまいを誘引しているかも

使用状況や体質次第では脳幹や小脳に障害をもたらす

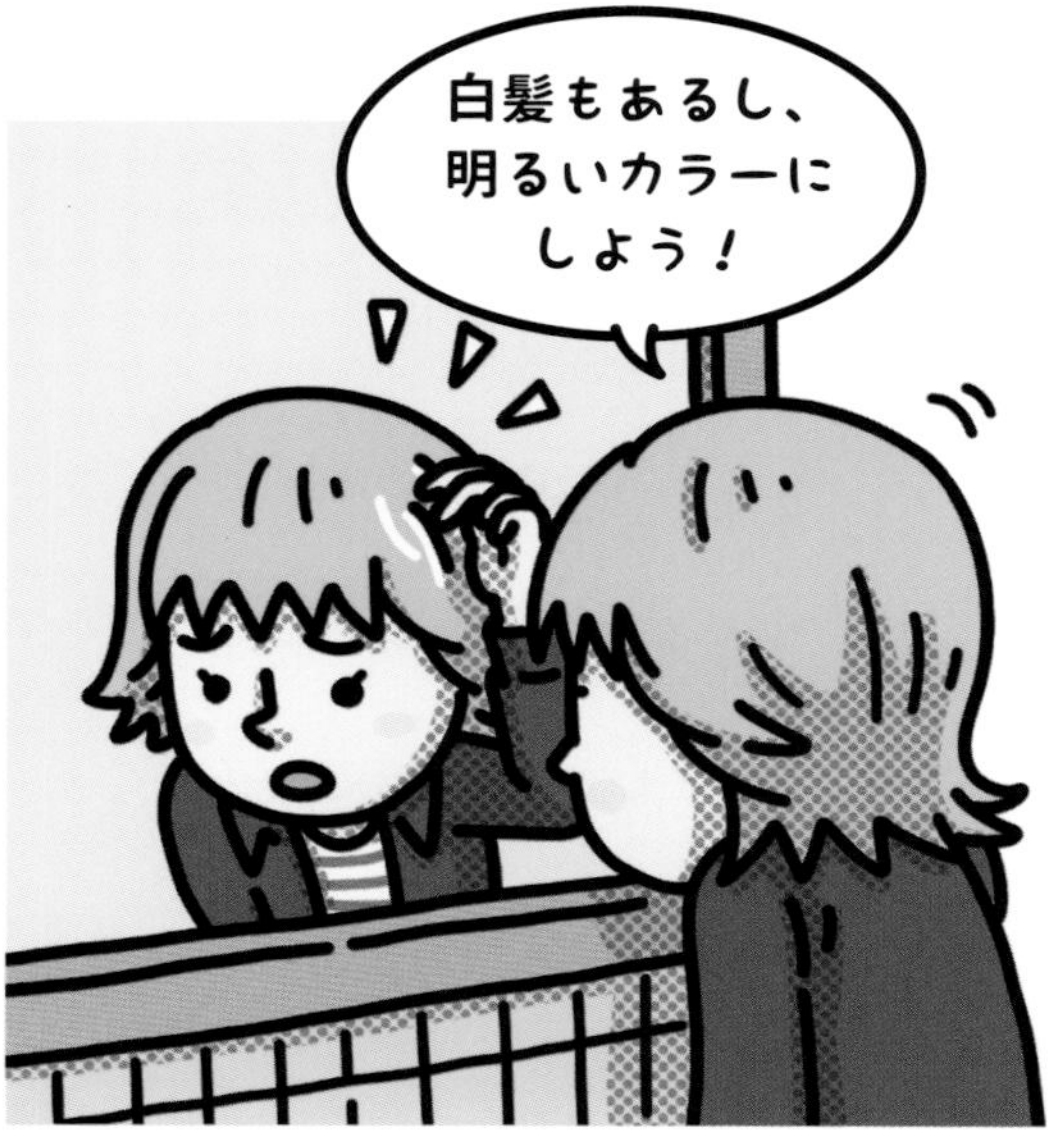

体によくないとされているものにも体質が関係しています。その個人差を証明できる術がないという前提でのお話になります。それは毛染め液の使用についてです。

　毛染め液に含まれる物質の中には皮膚への吸収率が高く、排出されにくいものもあります。それが**前庭小脳に蓄積されると、めまいや耳鳴、難聴を誘引する可能性がある**のです。体質による違いがあるため、毛染め液の使用

有機溶剤（シンナー）中毒に気をつける！

中脳水道周辺症候群を発症することも！

脳幹を中心として小脳にも異常が出てくる疾患。異常な眼球運動が見られる。脳の萎縮や脳室の拡大などを起こし、病変を治療しても後遺症が現れることもある。

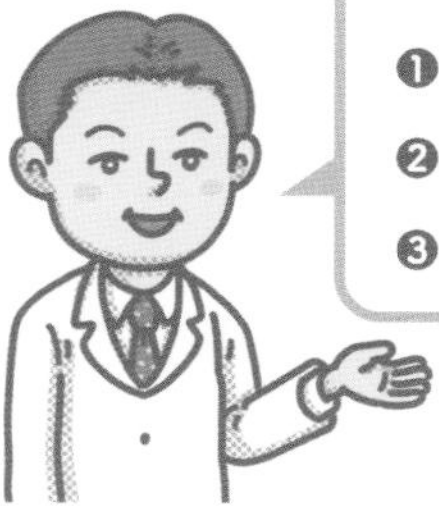

めまいが起きている人は……

❶ 有機溶剤の使用を避けたい。

❷ 使用する場合は、こまめに換気をする。

❸ 職業で使用する人は、特に注意する。

が厳禁というわけではありませんが、めまいを発症している状況では、可能性のある要因を取り除いていきたいものです。

また、接着剤や塗料に含まれる有機溶剤（シンナーやアミノフェノールなど）の使用には注意が必要です。この**有機溶剤は平衡障害をもたらすことがあり、めまいのほかに、頭痛、目のかすみ、吐き気なども伴うことがあります。**仕事で扱っている人など、使用を禁止することができないケースもあると思いますので、室内で使用する場合は換気をこまめにするように心がけ、使用する時間にも注意してください。これは模型作りに熱中する子どもも同様です。保護者は観察と注意喚起を心がけましょう。

セルフ
ケアと予防
⑩

めまいに囚われるのもストレスに外出や運動は治療の一環

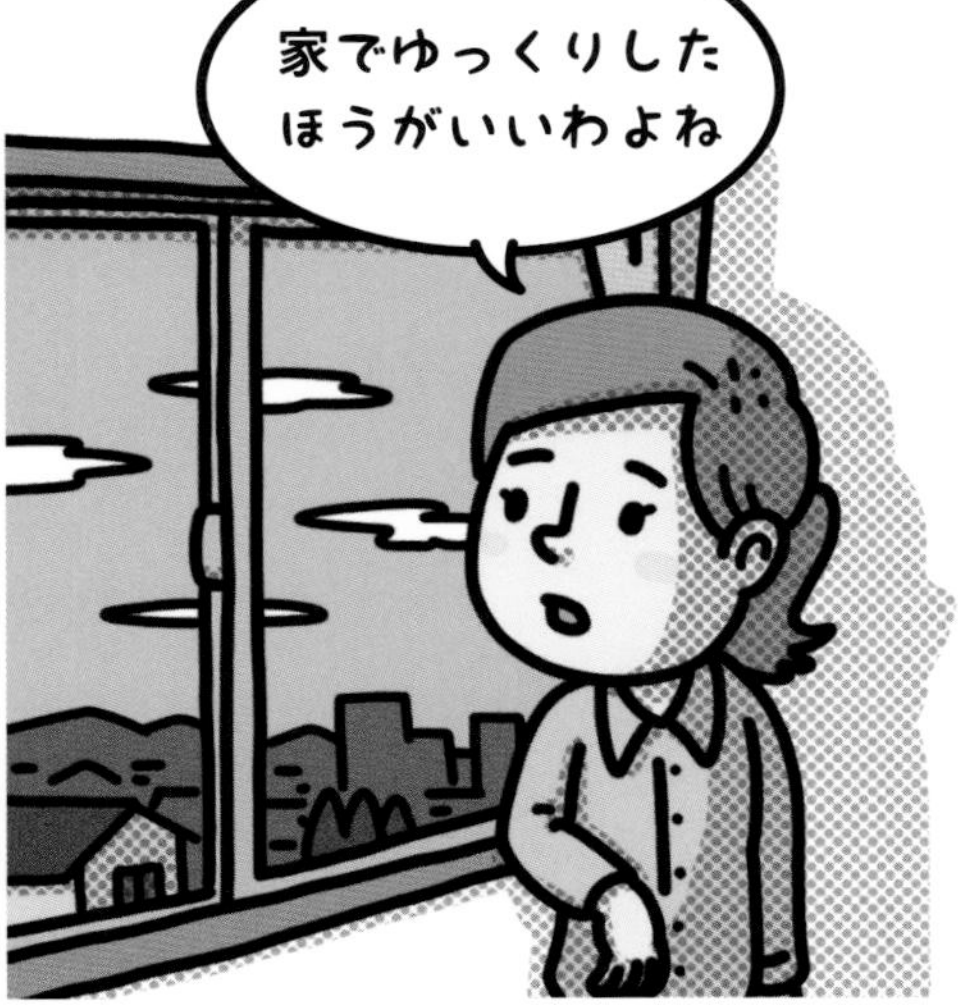

意識をほかに向けることで不安が払拭される

めまいが起こっているときは、症状が軽くなる姿勢をとり、安静にして気持ちを落ち着かせることが大切です。ただ、めまいが起こっていないのに、「いつどこで起こるかわからない」という不安から行動を制限してしまうのは、かえって悪い結果をもたらすことがあります。それは、**気力と体力を萎えさせるのに併せて、ストレスを助長させる**ことになりかねないからです。

克服までは、めまいとうまく付き合っていく！

○めまいとの上手な付き合い方

❶ 発作があるときは安静にする

室内の場合は部屋を暗くし、症状が軽くなる姿勢で、安静を保つ。

❷ 症状が落ち着いているときは活動する

運動をはじめ、出かけるだけでも気分転換になる。めまい以外のことに意識を向けられると楽になる。

❸ 外出先でめまいが起こったら冷静に

慌てずに安静を保てる状態を探す。体を締めつけているものをゆるめ、腹式呼吸を繰り返す。

運動が心臓の働きを助け、それにはウォーキングが取り入れやすいものであることは説明しました。外出するということは、運動をするだけでなく、気分転換にもなります。また、運動や外出は、**意識をめまい以外のところに向けられることにもなります。**めまいへの不安を払拭するのにも有効なのです。時によっては、めまいが起こってもいつもより軽く感じることもあります。

万が一、外出先でめまいが起こった場合は、慌てないこと。転ばないように気をつけ、楽な姿勢で安静にしてください。ベルトやネクタイなど体を締めつけているものをゆるめ、腹式呼吸を繰り返すと、症状がおさまっていきます。

セルフケアと予防 ⑪

事前の対策で不安払拭 乗り物酔い（動揺病）の予防策

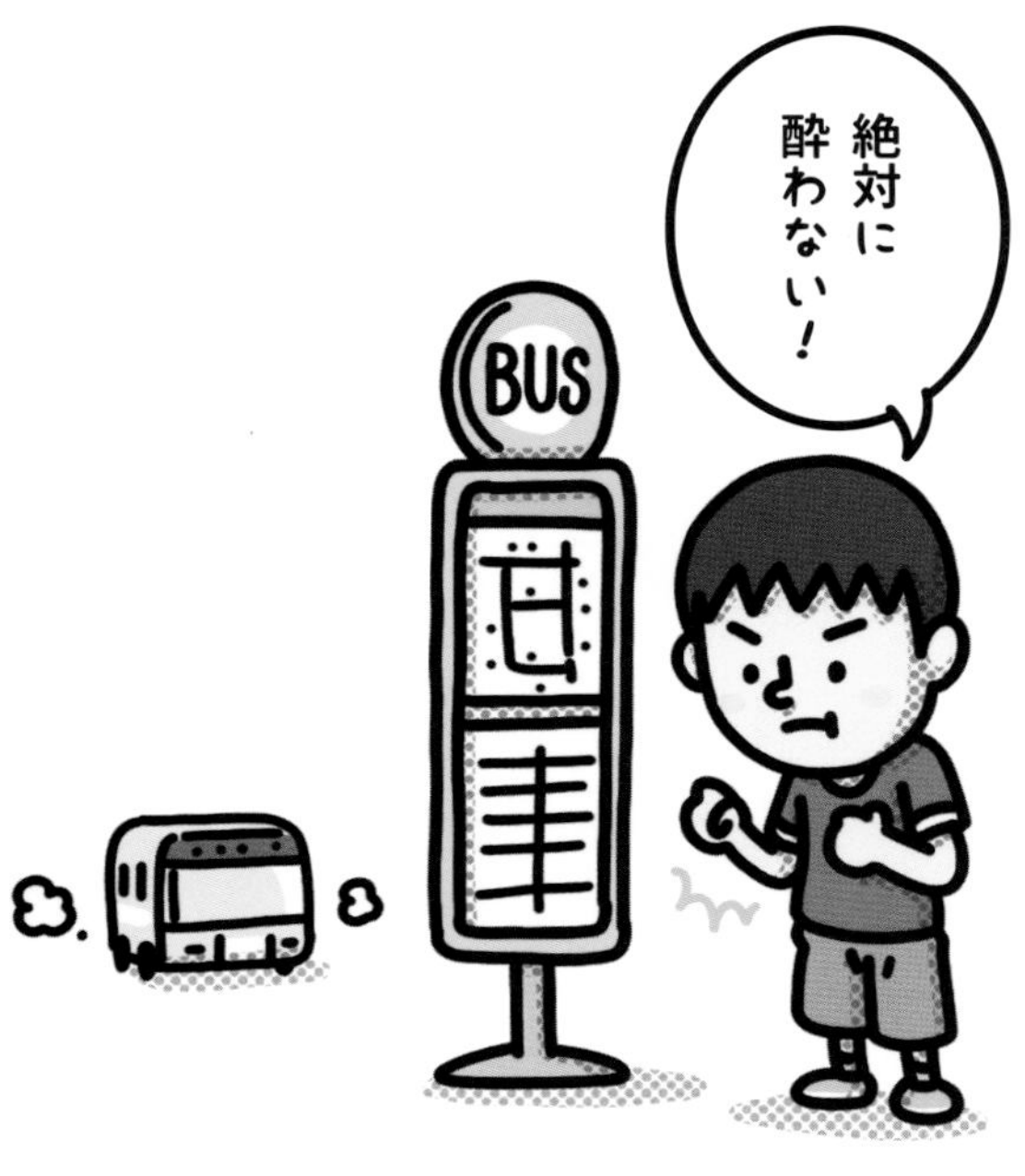

酔いやすい体質に効く6つの事前対策

乗り物酔いは体質にも関係していますが、効果的な対策があります。

①「自分は酔わない」と自己暗示をかける

酔うことへの不安は、自律神経のコントロールに影響し、酔いを招きます。

②睡眠をとり、体調を整える

疲労がたまっていると酔いやすくなります。満腹、空腹も酔いを招く原因になるので、食べる量やタイミングに注意してください。

乗り物酔いの対策で安心して移動を！

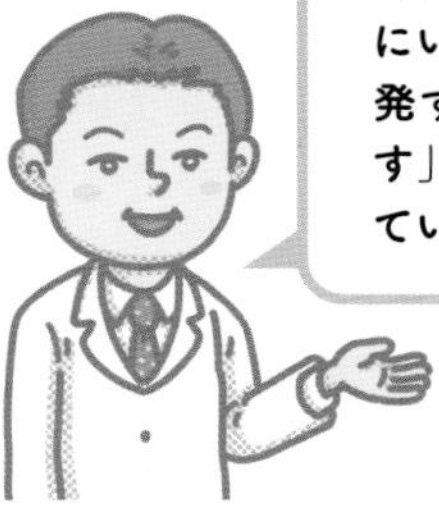

乗り物酔いを対象にした薬物療法もあります。乗り物酔いに限らず、めまいを克服するひとつの手段が“備え”です。備えることで過剰な不安を覚えず、元気にいきいきと暮らしていくことができます。めまいは再発することがあるので医学的に「めまいを完全に治す」とはいい切れませんが、元気でいきいきと暮らしている間は「めまいが治った」と思えますよね。

対策したことにより安心感が生まれ、自律神経が働きます!

③頭を動かさず、進行方向を見る

アゴを引き、進行方向を見ていると、内耳のリンパ液の動きを抑えられます。遠くのあまり動かない景色を見ているのも有効です。

④乗車中は本や携帯電話を見ない

本や携帯画面の文字がチラチラとした状態は、平衡感覚を狂わせます。バスの場合は振動が少ない運転席の近くがおすすめです。

⑤体を締めつける服装は避ける

体へのストレスは心のストレスにもなります。リラックスできる服装にしましょう。

⑥酔い止めの薬を飲む

薬効に加え、対策をしたことで安心につながります。ガムを噛むことで胃腸の過敏を抑え、頭をすっきりさせ、また、アメで血糖値を上げるのも効果的です。

セルフ

ケアと予防 ⑫

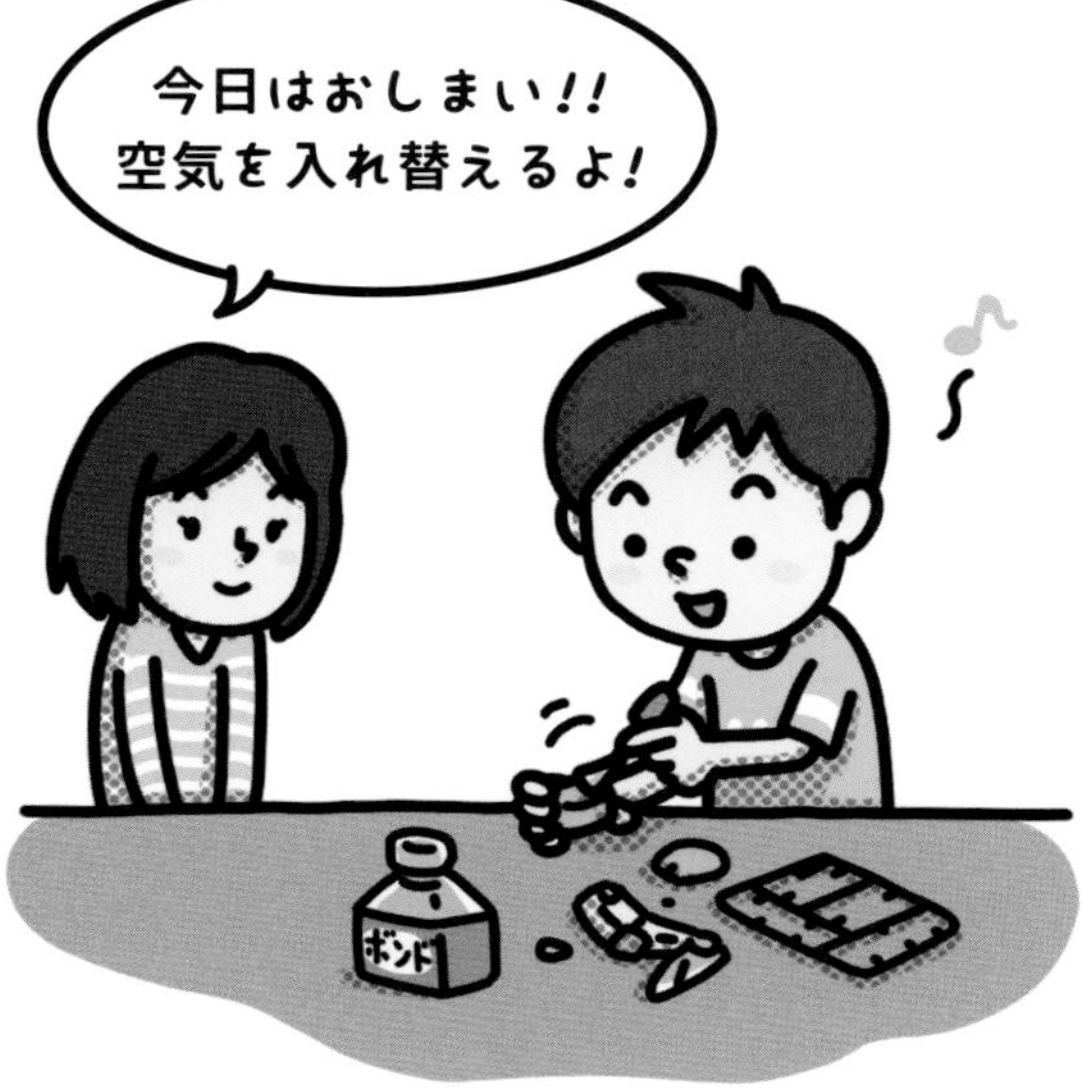

保護者の観察が重要 子どものめまいへの対応

めまいに関する知識を増やし 見逃さない、放置しない

子どもはめまいの症状を訴えることができない場合があり、保護者の観察が求められます。また、一過性のものだからと放置していると、その要因となっている障害が重大な病気だったときは大変な事態になります。なによりめまいに苦しむ子どもを救いたいもの。**子どものめまいに特に見られる背景因子を把握しておき、適切な判断と対応ができるように心がけてください。**

子どものめまいの要因となる病気の例

先天性眼振

生まれつき、眼球が意思とは無関係に動く病気。視力障害、体と心のストレスを招く可能性があるので、医師に相談すること。

両側半規管欠損

生まれつき、内耳の半規管がない病気。成長とともに平衡感覚が養われるケースもあり、経過観察が重要。

小脳低形成

小脳に奇形がある状態。平衡障害、書字障害、動作が鈍くなるなどの症状がある。神経科など専門医に相談すること。

脳腫瘍

子どもの場合は悪性のものが多く、進行が速いので、すぐに医療機関へ。体重減少や食欲不振、頭痛、吐き気などが見られる。

起立性低血圧症

長く立ち続けたり、起床時に急に立ち上がったりしたときに現れるめまい。

発作性頭位めまい症

頭位を動かすとめまいを起こす。頭部外傷のほか、心臓病がひそんでいる可能性もある。

小脳炎・脳炎
耳性帯状疱疹

風邪の症状から発熱や頭痛、ふらつきが進行すれば、脳炎の疑いがある。耳の痛みや頭痛が生じる場合は、耳性帯状疱疹の可能性も。

中耳炎・内耳炎

中耳炎が進行すると、内耳炎を引き起こす。激しいめまいや頭痛、吐き気、発熱の症状が現れることもある。

頭部打撲

側頭骨の骨折、耳小骨脱臼などで、めまいや体のふらつき、頭重感、目の調整障害などが起こる。

心因性のめまい

ストレスを過剰に抱えている子どもも増えている。ただし、心因性と思っていたものが、身体的な病気が関係していたという例もある。

有機溶剤
（シンナー）中毒症

模型作りなどで使用する接着剤や塗料に含まれるシンナーが平衡障害を招くことがある。目のかすみや頭重感なども現れる。

**当然ながら
成人が患う病気は、
子どもにも
無関係ではない。**

著者が使用している問診票

**めまいの症状は客観的に観察することが難しいため、
問診票が検査や治療に重要なものとなる。
自身の状況を整理し、安堵感を得るとともに、
医師との信頼関係を築くのにも役立つ。**

■1　今一番困っている症状はなんですか？

■2　めまい、ふらつきは次のどれですか？　**複数選択可**

1）まわりがグルグル回る　　2）体・頭がフワフワする
3）体がふらつく、よろける　　4）目の前が暗くなる
5）意識がなくなる　　6）倒れそうで不安である
7）その他（ありのままに書いてください）

■3　はじめてめまいを感じたのは、いつ、どこで、どんなときでしたか？

1）______年____月____日　　午前・午後____時ごろ

場所：

2）そのときなにをしていましたか？

3）何科で見てもらいましたか？

①内科　②神経内科　③脳外科　④耳鼻科　⑤精神神経科

4）その科での初診はいつですか？

______年____月____日

5）治療はどうしましたか？

①外来通院　②入院　③入院と外来　④その他　⑤わからない

6）ご家族にこのようなめまいにかかった人はいますか（**亡くなられた人も含めて**）

①いない　②いる（あなたとの続柄：______）　③わからない

■4 そのめまい、ふらつきが一番最後に起こったのはいつですか?

1) ____年____月____日　午前・午後____時ごろ（はっきりしているところまで記入してください）

2) いつでもずっと続いている

3) 覚えていない

■5 そのめまい、ふらつきはどんな具合で起こりましたか?　複数回答可

1) 突然起こった：原因　なし・あり　原因：[　　　　　　　　]

2) 首を動かしたとき：急に（横を向くと、振り返ると、上を向くと、下を向くと、その他 ______________________________ ）

3) 朝、寝床で目覚めたとき

4) 横になって耳（左・右）を下にしたとき　寝返りをしたとき　枕に頭をのせたとき

5) 急に立ち上がったとき、または急にかがんだとき

6) はっきり覚えていない

7) その他（具体的に書いてください）

[　　　　　　　　　　　　　　　　　　　　]

■6 そのめまい、ふらつきは今までに

1) 1回だけ起こった

2) 2回またはそれ以上起こった

頻度は：1日____回、1週____回、1月____回、1年____回くらい

3) ずっと続いている：そして

・だんだんよくなっている

・変わらない

・だんだん悪くなっている

■7 そのめまい、ふらつきが起こるとどのくらい続きますか?

1) ほぼ瞬間的

2) 数分から数十分くらい

3) 数時間から1日くらい

4) 2～3日くらい

5) ずっと続いている

6) はっきりわからない

7) その他

[　　　　　　　　　　　　　　　　　　　　]

■8　そのめまい、ふらつきが起こっている間、また　その前後の間、どんなことがありましたか？

A

①耳が聞こえにくかった
　音が割れたり響いたりした：　左・右・どちらかわからない
②耳鳴がした：　左・右・どちらかわからない
③耳がつまったように感じた：　左・右・どちらかわからない

B

①頭が痛かった：額・頭の上・頭の横（左・右）・頭の後ろ
②目の奥が痛かった
③チカチカと光のようなものが見えた
④まぶしく感じた
⑤顔（左・右）、手（左・右）、足（左・右）が動かなかった
⑥ものがいいにくくなった、いえなかった
⑦飲み込みにくかった、むせた
⑧ものがふたつに見えた
⑨顔（左・右）、くちびる、手（左・右）、足（左・右）がしびれた
⑩意識がなくなった、痙攣があった
⑪熱が出た：＿＿度＿＿＿日間

C

①気分が悪くなった：吐きそうだった・吐いた
②冷や汗が出た　③冷感（手・足）、動悸があった

D

①**A**～**C**で今でも続いているものが（ある・ない）
②その他（ありのままに書いてください）

■9　めまいの前に起こる症状（前駆症状）はありますか？

①耳鳴（左・右）　②難聴（左・右）　③耳のつまる感じ（左・右）
④音が響く　⑤吐き気　⑥頭痛、頭重感
⑦意識がなくなる　⑧ものが二重に見える　⑨肩こり、首のこり
⑩耳痛　⑪のぼせ感　⑫倦怠感
⑬発熱　⑭なし
⑮その他

■10　めまいのあとに起こる症状（続発症状）はありますか？

①耳鳴（左・右）　②難聴（左・右）　③耳のつまる感じ（左・右）
④音が響く　⑤吐き気　⑥頭痛、頭重感
⑦意識がなくなる　⑧ものが二重に見える　⑨肩こり、首のこり
⑩耳痛　⑪のぼせ感　⑫倦怠感
⑬冷や汗をかく　⑭動悸がする　⑮顔が赤くなる
⑯顔が蒼白になる　⑰手足のしびれ　⑱なし
⑲その他

■11　耳の聞こえについて

1）難聴のある耳はどちらですか

①右耳　②左耳　③両耳　④難聴はない　⑤わからない

2）両耳に難聴がある場合

①両耳が同時に難聴　②右耳が先に難聴　③左耳が先に難聴
④わからない

3）難聴は変動しますか？

①変動はない　②めまいのときに悪くなる　③めまいと関係なく変わる
④右耳のみ変動する　⑤左耳のみ変動する　⑥両耳とも変動する
⑦わからない

■12　めまいの治療は発作何日目から開始しましたか？

①初発当日　②3日以内　③14日以内　④1か月以内
⑤6か月以内　⑥1年以内　⑦1年以上　⑧わからない

■13　これまで薬をたくさん使ったことがありますか？

①降圧剤（血圧を下げる薬）　②昇圧剤（血圧を上げる薬）
③鎮痛剤　④睡眠剤
⑤トランキライザー（精神安定剤）　⑥抗てんかん剤　⑦避妊薬
⑧ホルモン剤　⑨ストマイ　⑩カナマイ
⑪抗生剤（服用・注射）
⑫その他［　　　　　　　　］
⑬現在、薬剤を使っている［　　　　　　　　］
⑭飲酒：なし・あり　1日＿＿＿くらい
⑮タバコ：吸わない・吸う　1日＿＿＿くらい

■14 これまでどんな病気にかかりましたか？なにか持病がありますか？

1）肺炎　2）結核　3）中耳炎

4）難聴（突発性、職業性、強大音を聞いてから、原因不明）

5）アレルギー性疾患（鼻炎、ぜんそく、薬あたり、じんましん）

6）偏頭痛　7）自律神経失調症　8）心臓病　9）低血圧

10）高血圧　11）動脈硬化　12）交通事故による損傷

13）頭部打撲　14）むち打ち症　15）脳卒中（脳出血、脳血栓）

16）糖尿病　17）貧血症　18）てんかん　19）梅毒

20）不眠症　21）腎・肝臓病

22）婦人科疾患

23）精神神経科疾患

24）目の病気

25）大手術を受けた（いつ、どんな）

26）その他

■15 その他

1）お産____回　自然流産____回　人工流産____回

2）兵役

3）白髪染め

4）ストレス

5）その他

■16 なにか特にいいたいことがあれば、自由にお書きください

〔参考文献〕

『めまいを治す本』（マキノ出版）
『めまいは治る〜名医が教える治療と科学』（ソフトバンククリエイティブ）
『めまいがわかる』（医学同人社）
『めまいは自分で治せる』（マキノ出版）
『フワフワするめまいは食事でよくなる』（マキノ出版）
『めまい・メニエール病 自分で治す最強事典』（マキノ出版）

本書に記載している内容は、著者・坂田英明が院長を務める川越耳科学クリニックの情報をもとに編集しています。治療名などの医療専門用語はさまざまな名称があり、本書のものとは違うことがあります。また、めまいを伴う障害は臨床現場もさまざまです。本書を使用しての独自判断ではなく、必ず専門医の診断を行ってください。

あとがき

最後まで読んでいただき、まことにありがとうございます。

さて、めまいはいつごろから知られるようになったのでしょうか。船酔いは紀元前400年ごろには知られており、かのヒポクラテスは「航海するとわかるように動かされると吐き気が起こる」と述べています。大航海時代のエンリケ航海王子も船酔いがひどかったとか。船酔いも動揺病と呼ばれる一種のめまいなのです。

また本書でも触れたように1861年、メニエールはめまいの原因が内耳の場合もあると発表しました。今では常識ですが、当時はめまいといえば脳から起こるてんかんと同じようなものとされていたのです。

ところでみなさんは胸痛があって「狭心症」といわれたらかなり動揺しませんか？　即座に心筋梗塞が頭に浮かび、日常生活にもかなり気をつかうことになるでしょう。一方「めまい」というと「耳がほとんどの原因でしょ？」「耳石がはがれて起こるんだから」というのが定説です。しかし本当にそうでしょうか。「めまい」のはてに「脳梗塞」を連想される方は少ないのではないでしょうか。ましてや「フワフワめまいなんて病気じゃないでしょ」となることがほとんどです。

本書を読んでいただいたみなさんは、ひとくちにめまいといってもさまざまな背景があることを十分認識されたことと思います。救急車を呼ぶような急性期の回転性のめまいから、いつまたあの回転性のめまいが起こるかという不安にかられる亜急性期。慢性期はフワフワめまいが問題となり、日常生活に支障をきたして不眠やうつ状態になることも少なくありません。あれほどメニエール病といわれていた回転性のめまいの原因が、実は脳血管障害だったということもしばしばです。

メニエールの発表から160年以上経った現在、医者の間でも「めまいは内耳がほとんど」「脳が原因のものはごくわずか」となっています。本当でしょうか。

めまいは起きた時期、頭痛や難聴、耳鳴などの随伴症状、アレルギーや高・低血圧、睡眠、メタボなど背景因子を十分明らかにし、それぞれの問題を解決することが重要です。本書で挙げた項目により、みなさんのめまいの原因、背景に少しでも当てはまるものがあり、軽快の一途になれば望外の喜びです。

坂田 英明

坂田 英明（さかた ひであき）
1988年、埼玉医科大学卒業。91年、帝京大学医学部附属病院耳鼻咽喉科助手。ドイツ・マクデブルク大学耳鼻咽喉科研究員、埼玉県立小児医療センター耳鼻咽喉科副部長、目白大学保健医療学部言語聴覚学科教授、目白大学耳科学研究所クリニック院長をへて、2015年に川越耳科学クリニック開設。

［制作］
企画・編集　セトオドーピス
デザイン　株式会社東京100ミリバールスタジオ
イラスト　大野直人

【読む常備薬】
図解 いちばんわかりやすいめまいの治し方
「医師がすすめる名医」の最善・最短の治療法

2023年6月20日　初版印刷
2023年6月30日　初版発行

著　者　坂田英明
発行者　小野寺優
発行所　株式会社河出書房新社
〒151-0051 東京都渋谷区千駄ヶ谷 2-32-2
電話　03-3404-1201（営業）
03-3404-8611（編集）
https://www.kawade.co.jp/
印刷・製本　大日本印刷株式会社

Printed in Japan
ISBN978-4-309-29314-1